共同意思決定をめざした
トータルケアの実践

関節リウマチ
看護ガイドブック

監修：**房間美恵／竹内　勤**
編集：**中原英子／金子祐子**

羊土社

謹告

本書に記載されている診断法・治療法に関しては，発行時点における最新の情報に基づき，正確を期するよう，著者ならびに出版社はそれぞれ最善の努力を払っております．しかし，医学，医療の進歩により，記載された内容が正確かつ完全ではなくなる場合もございます．

したがって，実際の診断法・治療法で，熟知していない，あるいは汎用されていない新薬をはじめとする医薬品の使用，検査の実施および判読にあたっては，まず医薬品添付文書や機器および試薬の説明書で確認され，また診療技術に関しては十分考慮されたうえで，常に細心の注意を払われるようお願いいたします．

本書記載の診断法・治療法・医薬品・検査法・疾患への適応などが，その後の医学研究ならびに医療の進歩により本書発行後に変更された場合，その診断法・治療法・医薬品・検査法・疾患への適応などによる不測の事故に対して，著者ならびに出版社はその責を負いかねますのでご了承ください．

はじめに

　関節リウマチの治療薬の進歩はめざましく，"目標達成に向けた治療（Treat to Target：T2T）"がめざす寛解達成が可能となってきています．しかしながら，実臨床の現場では，感染症のために治療が継続できない，副作用に対する不安から薬を自己中断してしまうなど，さまざまな理由で薬剤の効果が十分発揮できない場合があります．

　アドヒアランスを高め，薬剤の効果を最大限に生かすには，症状発現時の対策や日常生活上の注意点などの情報提供だけでなく，心理面や社会生活面についての支援も必要です．また，医療を行ううえで最も重要な，医療者と患者さんとの「共同意思決定」を実現するためにも，個々の患者さんのニーズを見極めながら正しい知識や情報を患者さんやご家族に提供し，信頼関係を築くことが不可欠です．

　患者さんが理解できる言葉で説明を行うためには，医療者自身も十分な知識や技術を習得しなければなりません．また医学的な視点とともに，病いを抱えながら日々の暮らしを送る"生活者"としての患者さんの視点を併せもちながら，環境の調整も含めた多職種協働での支援を継続的に行う必要があります．さらに看護師は，患者さんに最も身近な存在として患者さんと医療者，さらには医療者同士を繋ぐ，という重要な役割も担っています．

　本書は，リウマチ診療に必須の基本知識，生活者としての患者さんへのケアに必要な情報を，医療者と患者さんの視点を含めながら多職種協働で作成いたしました．

　リウマチ患者さんがどこにいても自分らしいより良い人生を送っていただけるような環境を整えるうえで，本書が少しでもお役に立てればと願ってやみません．

2019年7月

房間美恵，竹内　勤

医療者への期待

　日本リウマチ友の会は1960年の発足以来,「リウマチに関する啓発・リウマチ対策の確立と推進に関する事業を行い, リウマチ性疾患を有する者の福祉の向上に寄与することを目的」として活動を続けている.

　今日までの59年間, リウマチ患者をとりまく医療・福祉・社会環境は大きく変化してきた. これは, 当会が5年ごとに実施しているリウマチ患者の実態調査の結果をまとめた「リウマチ白書」のなかで数によって裏づけられている.

　この「リウマチ白書」は当会の活動の基礎資料として, 白書に出てきたリウマチ患者の抱えている問題を一つひとつ解決することにより, 患者の療養環境を整えてきた.

　近年, リウマチ治療は大きく進展し, 治療の目標が「寛解」をめざせる時代となり, 患者は早期に専門医にかかり, 早期診断・早期治療が定着しつつある. また, 2003年より生物学的製剤が国内で承認されたことにより, それまでの「機能障害の進行が止まらない病気・一生つきあっていかなくてはならない病気」が,「寛解」をめざせるまでになった.

　しかし, 生物学的製剤が高額で, "必要とする人が使えない"という問題は, 依然として解決せず, 当会の課題として今日に至っている.

　今, リウマチ治療はTreat to Target (T2T), 患者と医師とで治療目標を決める時代となり, 患者が正しい知識と情報をもって, 医療者との信頼関係を築いていける患者力が必要とされている. そして, 患者が医療の場に望むことは,「医師・看護師・薬剤師・理学療法士・作業療法士等によるチーム医療の推進」であり, そして「医療連携を推進し, 地域格差のない医療体制」によってリウマチ患者がどこに住んでいても安心できる療養環境が整うことを期待している.

公益社団法人 日本リウマチ友の会
会長　長谷川三枝子

関節リウマチ看護ガイドブック

共同意思決定をめざしたトータルケアの実践

contents

- はじめに .... 房間美恵, 竹内 勤　3
- 医療者への期待 .... 長谷川三枝子　5
- 略語一覧 10
- 関節リウマチ診療における
  看護師の役割 .... 房間美恵, 中原英子　14

第I部　基本知識編

第1章　関節リウマチの基礎知識

① 疫学と発症要因 .... 山本一彦　18
② 臨床像と病態 .... 竹内 勤　22
③ 正常関節の構造と
  関節リウマチにおける関節の変化 .... 松下 功　27
④ 経過と予後 .... 田淵裕也, 三森経世　32
⑤ 症状（関節症状と関節外症状） .... 佐野 統　36

第2章 関節リウマチの診断と検査の基本

① 診断 ……………………………………………… 杉本直樹, 山中 寿　40

② 疾患活動性と身体機能の評価 ……………… 舟久保ゆう, 三村俊英　44

③ 身体所見の取り方 ……………………………… 藏本伸生, 藤井隆夫　49

④ 関節所見の取り方 ……………………………………………… 小嶋俊久　53

⑤ 検査（血液/尿検査・関節液/病理検査・画像検査）
　……………………………………………………… 住吉玲美, 川上 純　58

第3章 関節リウマチ治療の基本

① ガイドラインにおける治療の流れ ………… 金子祐子, 竹内 勤　64

② 薬物治療：総論 ……………………………………………… 金子祐子　68

③ 薬物治療：ステロイド・鎮痛薬
　（非ステロイド性抗炎症薬含む） ………………………… 川合眞一　70

④ 薬物治療：従来型合成抗リウマチ薬
　（免疫調整薬・免疫抑制薬） ……………………………… 川人 豊　76

⑤ 薬物治療：生物学的製剤 ……………………………………… 亀田秀人　81

⑥ 薬物治療：分子標的合成抗リウマチ薬
　（JAK阻害薬） ………………………………………………… 田中良哉　89

⑦ 薬物治療の副作用とその対策 ……………………………… 針谷正祥　95

⑧ 手術療法 ……………………………………… 浅井秀司, 石黒直樹　107

⑨ 関節リウマチとリハビリテーション …… 藤田慎一朗, 西田圭一郎　111

⑩ 関節痛の原因と治療選択 …………………………………… 伊藤 宣　120

第4章 関節リウマチの周辺知識

① 骨粗鬆症とその予防 ………………………… 廣瀬 旬, 田中 栄　127

② 関節リウマチと鑑別が必要な疾患 ………………………… 住田孝之　131

③ 脊椎関節炎 …………………………………………………… 髙崎芳成　138

④ 免疫学の基礎知識 …………………………… 新居卓朗, 熊ノ郷淳　144

第Ⅱ部 実践知識編

第1章 関節リウマチ看護の要点

① 生活指導 …………………………………………小柳德子, 田中良哉 152

② 感染症予防 ………………………………………洲崎みどり, 都留智巳 157

③ 口腔ケア …………………………………………妹尾日登美, 行岡正雄 164

④ フットケア ……………………………………………………矢野紘一郎 167

⑤ 服薬指導 …………………………………………舟橋惠子, 松原 司 171

⑥ 静脈注射 …………………………平沢妙子, 谷村一秀, 小池隆夫 177

⑦ 自己注射 …………………………………………房間美恵, 中原英子 181

⑧ 関節保護と自助具 ……………………………………………松尾絹絵 188

⑨ 高齢者の特徴と必要な看護支援 ………………近藤正宏, 村川洋子 193

第2章 関節リウマチと妊娠・出産

挙児希望時から離乳期までの治療と看護支援

……………………………………………………三島祇子, 村島温子 197

第3章 生活者としての患者に寄り添う看護

① 慢性疾患患者への看護の理論 ……………………………黒江ゆり子 211

② 生活者としての患者と家族への支援 ……………………黒江ゆり子 216

③ 心理的支援(動機づけ面接を中心として) ………………原井宏明 222

④ 共同意思決定とコミュニケーション …………房間美恵, 中原英子 228

第4章　日常臨床での関節リウマチ看護の実践例

① 関節リウマチ診断時から
　治療開始時の看護 ……………………………新井由美子, 東　孝典　232

② 生物学的製剤導入時の看護 ……………………松村陽美, 樋上聡美　237

③ 感染症併発時の看護 ……………………………小林　恵, 山田秀裕　240

④ 関節手術時の看護 ………………………………小橋靖子, 西田圭一郎　244

⑤ 社会的支援が必要な患者に対する看護 ………上杉裕子, 房間美恵　248

第5章　災害時の支援

災害対策ネットワーク・災害への備え
　………………………………………………吉田浩二, 折口智樹, 川上　純　251

第6章　医療と社会保障の制度

社会資源，医療福祉制度の活用（MSWによる支援の実際）
　……………………………………………………………………馬渡德子　257

第7章　患者会とリウマチ看護関連の制度

① 公益社団法人日本リウマチ友の会 ……………………長谷川三枝子　266

② 日本リウマチ財団登録リウマチケア看護師 …………松原　司　268

- 付録　関節リウマチ看護に関連するリコメンデーション …… 271
- 索引 …………………………………………………………… 277
- 執筆者一覧 …………………………………………………… 285

● 略 語 一 覧 ●

略語	フルスペル	和訳
AAP	acetaminophen	アセトアミノフェン
ABT	abatacept	アバタセプト
ACPA	anti-citrullinated peptide/protein antibody	抗シトルリン化ペプチド/蛋白抗体
ACR	American College of Rheumatology	米国リウマチ学会
ADA	adalimumab	アダリムマブ
ADL	activities of daily living	日常生活動作
ANA	antinuclear antibody	抗核抗体
AS	ankylosing spondylitis	強直性脊椎炎
BAR	baricitinib	バリシチニブ
bDMARDs	biological disease-modifying antirheumatic drugs	生物学的製剤
boDMARDs	biological originator disease-modifying antirheumatic drugs	(先行バイオ医薬品)
BP	bisphosphonate	ビスホスホネート
bsDMARDs	biosimilar disease-modifying antirheumatic drugs	〔バイオ後続品(バイオシミラー)〕
CDAI	clinical disease activity index	(臨床指標名)
CKD	chronic kidney disease	慢性腎臓病
CM(関節)	carpometacarpal (joint)	手根中手(関節)
COX	cyclooxygenase	シクロオキシゲナーゼ
CRP	C-reactive protein	C反応蛋白
csDMARDs	conventional synthetic disease-modifying antirheumatic drugs	従来型合成抗リウマチ薬
CT	computed tomography	(画像検査名)
CTLA-4	cytotoxic T-lymphocyte [associated] antigen-4	細胞傷害性Tリンパ球抗原4
CZP	certolizumab pegol	セルトリズマブ ペゴル
DAS28	disease activity score 28	(臨床指標名)
DIP(関節)	distal interphalangeal (joint)	遠位指節間(関節)
DM	dermatomyositis	皮膚筋炎
DMARDs	disease-modifying antirheumatic drugs	疾患修飾性抗リウマチ薬
DMAT	disaster medical assistance team	災害派遣医療チーム
EBM	evidenced based medicine	科学的根拠に基づいた医療

略語	フルスペル	和訳
EGA	evaluator global assessment	医師全般評価
eGFR	estimated glomerular filtration rate	推算糸球体濾過量
ESR	erythrocyte sedimentation rate	赤血球沈降速度
ETN	etanercept	エタネルセプト
EULAR	European League Against Rheumatism	欧州リウマチ学会
FGR	fetal growth restriction	胎児発育不全
GLM	golimumab	ゴリムマブ
GM-CSF	granulocyte-macrophage colony-stimulating factor	顆粒球・マクロファージコロニー刺激因子
GPL	glycopeptidolipid	糖ペプチド脂質
GS	gray scale	グレースケール
GWAS	genome wide association study	ゲノムワイド関連解析
HAQ	health assessment questionnaire	健康評価質問表
HAQ-DI	health assessment questionnaire disability index	健康評価質問表を用いた機能障害指数
hCG	human chorionic gonadotropin	ヒト絨毛性ゴナドトロピン
HDP	hypertensive disorders of pregnancy	妊娠高血圧症候群
HLA	human leukocyte antigen	ヒト白血球抗原
IFN	interferon	インターフェロン
IFX	infliximab	インフリキシマブ
IGRA	interferon gamma release assay	インターフェロンγ遊離検査
IGU	iguratimod	イグラチモド
IL	interleukin	インターロイキン
IP（関節）	interphalangeal (joint)	指節間（関節）
IPW	interprofessional work	専門職連携
JAK	Janus kinase	ヤヌスキナーゼ
MAC（症）	Mycobacterium avium complex	（疾患名）
MCP（関節）	metacarpophalangeal (joint)	中手指節（関節）
MCTD	mixed connective tissue disease	混合性結合組織病
mHAQ	modified health assessment questionnaire	（臨床指標名）
MI	Motivational Interviewing	動機づけ面接

● 略 語 一 覧 ●

略語	フルスペル	和訳
MMP-3	matrix metalloproteinase 3	マトリックスメタロプロテアーゼ3
MRI	magnetic resonance imaging	(画像検査名)
MSW	medical social worker	医療ソーシャルワーカー
MTP (関節)	metatarsophalangeal (joint)	中足趾 (関節)
MTX	methotrexate	メトトレキサート
NSAIDs	nonsteroidal anti-inflammatory drugs	非ステロイド性抗炎症薬
NSIP	non-specific interstitial pneumonia	非特異性間質性肺炎
NTM	non-tuberculous mycobacteria	非結核性抗酸菌症
OA	osteoarthritis	変形性膝関節症
PCP	Pneumocystis pneumonia	ニューモシスチス肺炎
PD	power doppler	パワードプラ
PET	positron emission tomography	(画像検査名)
PGA	patient global assessment	患者による全般評価
PIP (関節)	proximal interphalangeal (joint)	近位指節間 (関節)
PM	polymyositis	多発性筋炎
PMR	polymyalgia rheumatica	リウマチ性多発筋痛症
PMS	post marketing surveillance	製造販売後調査
PsA	psoriatic arthritis	乾癬性関節炎
PSL	prednisolone	プレドニゾロン
PTH	parathyroid hormone	副甲状腺ホルモン
QOL	quality of life	生活の質
RA	rheumatoid arthritis	関節リウマチ
RAMRIS	rheumatoid arthritis magnetic resonance imaging scoring system	(臨床指標名)
RANKL	receptor activator of NF-κB ligand	RANKリガンド
RCT	randomized controlled trial	無作為化比較試験
ReA	reactive arthritis	反応性関節炎
RF	rheumatoid factor	リウマトイド因子
ROM	range of motion	関節可動域
RS3PE	remitting seronegative symmetrical synovitis with pitting edema	(疾患名)
SAA	serum amyloid A	血清アミロイドA蛋白
SAR	sarilumab	サリルマブ

略語	フルスペル	和訳
SDAI	simplified disease activity index	（臨床指標名）
SDM	shared decision making	共同意思決定
sDMARDs	synthetic disease-modifying antirheumatic drugs	合成抗リウマチ薬
SF-36	medical outcomes study short form-36	疾患非特異的健康関連QOL尺度 short form-36
SJC	swollen joint counts	腫脹関節数
SLE	systemic lupus erythematosus	全身性エリテマトーデス
SNP	single nucleotide polymorphism	一塩基多型
SpA	spondyloarthritis	脊椎関節炎
SS	Sjögren's syndrome	シェーグレン症候群
SSc	systemic sclerosis	全身性強皮症
T2T	Treat to Target	目標達成に向けた治療
TAC	tacrolimus	タクロリムス
TCZ	tocilizumab	トシリズマブ
TENS	transcutaneous electrical nerve stimulation	経皮的電気刺激
THA	total hip arthroplasty	人工股関節置換術
TJC	tender joint counts	圧痛関節数
TKA	total knee arthroplasty	人工膝関節置換術
TNF	tumor necrosis factor	腫瘍壊死因子
TOF	tofacitinib	トファシチニブ
tsDMARDs	targeted synthetic disease-modifying antirheumatic drugs	分子標的合成抗リウマチ薬
UIP	usual interstitial pneumonia	通常型間質性肺炎
US	ultrasound	超音波
VAS	visual analog scale	（臨床指標名）
WBC	white blood cell	白血球
YAM	young adult mean	若年成人平均値
抗CCP抗体	anti-cyclic citrullinated peptide antibody	抗シトルリン化ペプチド抗体

関節リウマチ診療における看護師の役割

臨床の現場における課題

　関節リウマチ（RA）の治療薬の進歩により"寛解"達成が可能となってきた[1]．しかしながら，治療法だけが進歩しても，患者さんの受け入れが不十分な場合，期待した治療効果は得られない．最大限の治療効果を得るためには，患者さんが自身の病気や治療についての知識や技術を習得し自己管理ができること，治療における意思決定のプロセスに参加することが必要となる．一方，患者さんは病気を抱えながら日々の暮らしを送る生活者でもあり，生活の質を高めるためには，身体面だけでなく心理面や社会生活面での課題を解決することも必要である．

　多岐にわたる患者さんのニーズを理解し，理想の医療を実現するためには患者さんへのさまざまな支援が必要であるが医師だけで担うのは難しく[2]，医師以外の医療者，特に看護師の役割は大きい[3]．また看護師は患者さんに最も身近な存在であり，患者さんと医療者を繋ぐ役割も担っている．

EULARリコメンデーションにみる看護師の役割

　このように多彩な看護師の役割をエビデンスに基づき提唱したのがRAを含めた「慢性炎症性関節炎の管理における看護師の役割についてのEULARリコメンデーション」[4]である．このリコメンデーションは2018年版として改訂され[5]，改訂版は3つの基本的な考え方と8つのリコメンデーションから構成されている（※，p.273参照）．

　基本的な考え方では，リウマチ医療に携わる看護師は，①ヘルスケアチームの一員であり，②エビデンスに基づくケアを行うこと，そして③リウマチ看護は患者さんとの共同意思決定（shared decision making：SDM）に基づくことが明記されている．

リコメンデーションについては，最初の3項目は患者さんの立場から，また残りの5項目は看護師の立場から表現されている．

患者さんは，病気の全経過中，病気の知識を習得しより良い管理ができ，ケアに対する満足度を高めることができるよう，また，遠隔医療も含めニーズに応じて時宜を得た支援を受けることができるよう看護師に相談することが推奨されている．一方，看護師も総合的な疾病管理に参画すること，患者さんの自己効力感を高められるよう自己管理技術の支援を行うとともに心理的な課題にも取り組む必要があること，また，看護師自身も知識や技能を高め維持するために継続的なリウマチの専門教育を受ける必要があること，さらに，専門的トレーニングを受けた後，国の制度に従って看護師がより広い役割を果たすことが望まれている．

看護師が大きな役割を担う患者教育については，2015年に患者教育のEULARリコメンデーションが提唱されている[6]（p.276参照）．その基本的な考え方のなかで，患者教育は双方向の学習過程で，患者さんが病気と付き合いながら自分自身の生活を管理し，健康で幸せな暮らしができるよう支援することを目的とすること，コミュニケーションならびに共同意思決定は，効果的な患者教育を行ううえで不可欠であることが述べられている．

これら看護師の役割についての臨床現場での実践にはまだまだ課題はあるものの[7]，患者さんが自身の治療に積極的に参画し，最大限の治療効果が得られるよう，また可能な限り"これまで通りの暮らし"ができるよう目標を共有し，患者さんの視点と医療者の視点を兼ね備えながら多職種を繋いだ支援を行うことが看護師の役割を担ううえで必要であると考えられる．

※改訂版についてはYvonne van Eijk-Hustings博士に許可をいただいて日本語版を作成し掲載．

Acknowledgements

We would like to express our gratitude to Ms. Susan Oliver, past chair of European League Against Rheumatism (EULAR) Health professionals, and Dr. Yvonne van Eijk-Hustings, leader of EULAR Nurses Study Group for Research and Strategy (REST), for their continuous support.

文献

1) Smolen JS, et al : Lancet, 388 : 2023-2038, 2016
2) Kaneko Y, et al : Mod Rheumtol, 25 : 43-49, 2015
3) de Wit MP, et al : Ann Rheum Dis, 70 : 891-895, 2011
4) van Eijk-Hustings Y, et al : Ann Rheum Dis, 71 :13-19, 2012
5) Bech B, et al : Ann Rheum Dis, 2019 Jul 12. pii: annrheumdis-2019-215458. doi: 10.1136/annrheumdis-2019-215458. [Epub ahead of print]
6) Zangi HA, et al : Ann Rheum Dis, 74 : 954-962, 2015
7) Fusama M, et al : Mod Rheumatol, 27 : 886-893, 2017

〈房間美恵，中原英子〉

第 I 部
基本知識編

①疫学と発症要因

- 関節リウマチ（RA）は，遺伝要因と環境要因が複雑に関係し，自己免疫応答と慢性炎症性病態が複数の関節に生じ，破壊性関節炎にいたる疾病である．
- 有病率は約0.5～1％とされ，男女比はおおよそ1：3～5である．
- 遺伝要因は関係しているが，遺伝病ではなく，高血圧や糖尿病などと同様の多くの因子が関与する多因子疾患である．
- 環境要因としては，性ホルモン，喫煙，歯周病などが注目されている．

1 はじめに

- RAは自己免疫疾患の1つである．自己免疫疾患は傷害される臓器により，臓器特異的自己免疫疾患と全身性自己免疫疾患に大別されるが，RAは両者の特徴をもつと考えられている．
- RAは，遺伝要因と環境要因が複雑に関係し合い惹起される自己免疫応答により慢性炎症性病態が複数の関節に生じ，進行性の破壊性関節炎にいたる病態と考えられている．そして，時に全身に病変が及ぶこともある．
- RAの環境要因としては，性ホルモンや喫煙，感染などがあげられているが，最近では特に喫煙や歯周病が注目されている．

2 RAの疫学と遺伝要因

- RAの有病率は約0.5～1％とされ，男女比はおおよそ1：3～5である．発症年齢は女性では10歳代から20～30歳代と増加し，40～50歳代にピークとなる．
- RAの発症に遺伝的な背景があることは，疾患の多発家系が存在すること，一卵性双生児における発症の一致率が高いことなどから推測されている．遺伝要因の最大のものは主要組織適合

遺伝子複合体（ヒトでは HLA）のなかの遺伝子である．この遺伝子領域には，免疫応答の中心的な役割を果たす T 細胞に抗原を提示する分子の遺伝子があり，そのなかの *HLA-DR* 遺伝子が RA の遺伝要因の最大のものとされている．さらに DR 分子の 1 つである β 鎖をコードする *HLA-DRB1* 遺伝子の関連が明らかになり，RA になりやすい遺伝子型（感受性アレル）はアミノ酸の第 70 ～ 74 残基が共通の配列であることが判明した．この部分は HLA-DR 分子の抗原提示機能に際し抗原と結合するポケット形成に関する部分であり，RA になりやすい遺伝子型をもつクラス II 分子が RA の特異抗原を結合し T 細胞に提示する，という可能性が推定されている．

- HLA 以外の疾患関連遺伝子についても精力的な研究が行われている．ヒト全ゲノムの解読と遺伝子多型のカタログ化，マイクロアレイ上での遺伝子多型のタイピング技術の開発などの進展に伴い，2007 年以降，ゲノムワイド関連解析（GWAS）が多く報告され，RA を含めた自己免疫疾患の疾患関連遺伝子として報告される数が急増している[1]．この手法では，一塩基多型（SNP）が解析多型の中心になっている．

3 RA の環境因子と遺伝要因との相互作用

- 性ホルモンに関して，経口避妊薬や閉経後のエストロゲンの使用により RA の発症率が減少するという報告がある[2]．一般的には，エストロゲンは免疫活性，抗体産生を増強する働きがあることから，これらの逆向きの詳細なメカニズムは明らかではない．
- 一方，喫煙は RA の重要なリスク因子である．特に上述の *HLA-DR* の RA になりやすい遺伝子型をもつ者が喫煙すると，発症率が 8 倍以上に増加するという報告がある[3]．最近では，喫煙，遺伝子型と後述する抗シトルリン化タンパク抗体（ACPA）の相互作用が複数報告されている[4]．
- さらに，感染も発症要因として重要視されている．ウイルスではパルボ B19 ウイルス，ヒト T 細胞白血病ウイルス（HTLV-1），ヒト免疫不全ウイルス（HIV），C 型肝炎ウイルス（HCV）などの感染では慢性関節炎をきたし，RA と鑑別が困難となることがある．細菌でもいくつかが関節炎との関係が報告されているが，歯周病と RA との関連に関して複数の報告がある[5]．

4 RAの発症と病態形成への仮説

- RAには，ACPA（実際の測定は，商品名の抗CCP抗体）やリウマトイド因子（RF）などの自己抗体の存在が知られている．ACPAやRFがRAの発症前から認められることから，免疫異常はRAの発症前より起こっている可能性があると推定されている．このようなことから，RA発症前の免疫異常を示す「前関節炎相」，免疫反応の中心と病態が関節に移行する「移行相」，関節炎が慢性化する「関節炎相」のステップで病態が形成されるという仮説が提唱されている．

- 前述のように，*HLA-DR*のRAになりやすい遺伝子型とRAの病態形成に関して，環境因子である喫煙との相互作用が報告されている．喫煙がRAの発症リスクを上げることに関しては，特になりやすい遺伝子型をもつ個人でリスクが上昇し，さらにこの遺伝子型と喫煙の関係はACPA陽性の患者で顕著である．実際に，喫煙者の気管支肺胞洗浄液では，タンパクのシトルリン化酵素の発現とシトルリン化タンパクの増加がみられることから，喫煙がタンパクのシトルリン化に重要な役割を果たしている可能性が示唆された．喫煙者でなりやすい遺伝子型を有する個人は，継続的な喫煙の刺激による慢性炎症から肺でシトルリン化タンパクができ，これにより免疫学的寛容が破綻しやすいのではないかとする仮説がある[6]．炎症によりシトルリン化酵素が誘導されること，シトルリン化されたタンパクは荷電の変化により立体構造が変化したり抗原性が増す可能性があること，さらになりやすい遺伝子型のHLA-DR分子は，シトルリン化された抗原ペプチドとの結合性が増加するという実験結果がこれらの仮説を裏付けている．

- 同様に，歯周病菌の主要な起因菌である*Porphyromonas gingivalis*は細菌のなかで唯一シトルリン化酵素をもつことが知られている．したがって，慢性の歯周病により，口腔内で細菌やヒトのタンパクがシトルリン化されると考えられる．すなわち，このような個人は，RAを発症していなくてもACPA陽性になることが考えられる．一般に，ACPAはシトルリン化された部分を中心に，他のシトルリン化タンパクの反応エピトープと交差反応しやすいと考えられている．

- それではこのようなACPA陽性の個人で，どうして慢性の関節

炎であるRAが発症するのであろうか．先に述べたように，炎症が引き起こされると好中球やマクロファージなどでシトルリン化酵素が誘導されることが重要なポイントになる可能性がある．関節内の炎症は，例えば外傷やウイルス感染などでも引き起こされる．これらは通常一過性であるが，この際に誘導された酵素が関節滑膜内のタンパクをシトルリン化すると考えられる．実際に健常人の炎症のない滑膜にはシトルリン化タンパクは存在しないが，炎症性の滑膜には多数存在することが示されている．そして，もし体内のACPAが交差反応でこの関節内のシトルリン化されたタンパクと反応した場合，免疫複合体の形成，マクロファージ上でのFc受容体を介した免疫複合体の結合と活性化，炎症性サイトカインの産生，炎症の永続化などのメカニズムにより慢性関節炎が引き起こされる可能性が指摘されている[7]．

看護師が知っておくべきエビデンス

● 遺伝子解析とRAの創薬標的[1]

Okada Y, et al：Nature, 506：376-381, 2014

RAに関する遺伝子解析（GWAS）で，100の遺伝子座が関与していることを示し，現在使っている治療薬と関係があることから，これらの病態との関係と将来的な創薬へのつながりがあることを明らかにした．

文献

1) Okada Y, et al：Nature, 506：376-381, 2014
2) Spector TD, et al：J Clin Epidemiol, 43：1221-1230, 1990
3) Mattey DL, et al：Arthritis Rheum, 52：3675-3676, 2005
4) Klareskog L, et al：Arthritis Rheum, 54：38-46, 2006
5) Mikuls TR, et al：Arthritis Rheumatol, 66：1090-1100, 2014
6) Klareskog L, et al：Curr Opin Rheumatol, 19：49-54, 2007
7) Quirke AM, et al：FEBS Lett, 585：3681-3688, 2011

〈山本一彦〉

②臨床像と病態

- 関節リウマチ（RA）による炎症は関節外にも及び，皮膚，肺，微熱，倦怠感，体重減少などの種々の全身症状を伴う．
- RAは，病理学的には①血管新生，②リンパ球浸潤，③滑膜細胞増殖という機序で進行し，臨床的には関節炎が小関節から大関節に広がり，それら関節炎の積み重ねに伴って関節破壊が進行する．

1 RAの臨床像

RAは，関節滑膜の持続的な炎症による多関節炎を特徴とする自己免疫疾患である．約70％には抗シトルリン化ペプチド抗体（ACPA）やリウマトイド因子（RF）などが検出される．有病率はどの分類基準によるものかによって違いがあるが，2010年以降の報告では世界的に約0.5〜1.0％である．決して稀な疾患

- 進行性・全身性・炎症性疾患
- 対称性・びらん性・破壊性関節炎
- 多彩な全身症状，自己免疫疾患
  RF, ACPA
- 有病率約0.5〜1.0％，
  男女比1：3〜5
- 輸血で感染しない
- 適切な治療をしないと，半数は10年後に日常生活が不自由に

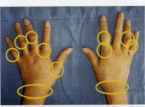

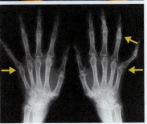

図1　RAの臨床像
写真上：侵されやすい関節，写真下：破壊が進んだ関節．

ではない．有効な治療をしなければ関節破壊が進行し身体機能が障害される．その結果，日常生活動作は大きく損なわれることになるため，身近な難病と呼ばれてきた．炎症は，関節滑膜のみならず，血管をはじめとする関節外に及び，皮膚，肺，微熱，倦怠感，体重減少など種々の全身症状を伴う（図1）．

2 RAの病態

● RAの腫脹した関節を病理学的に観察すると，①新たな血管が

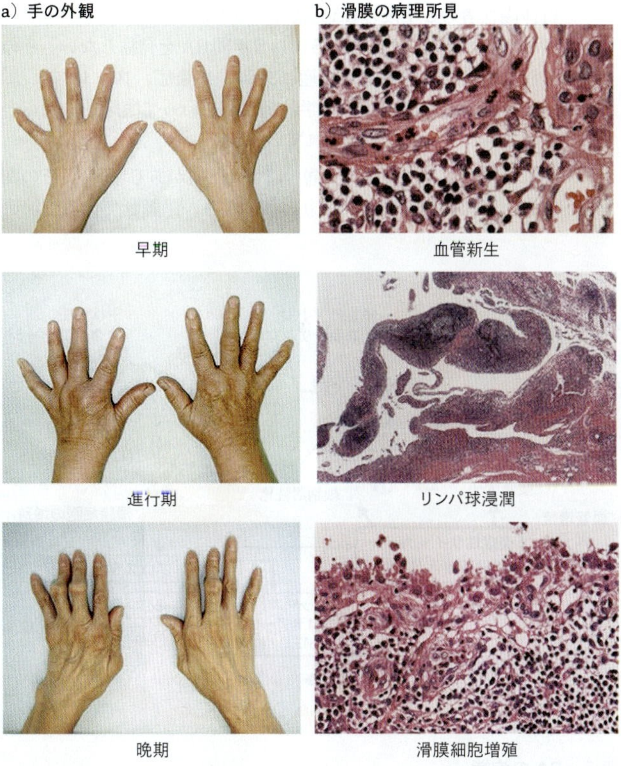

a）手の外観

早期

進行期

晩期

b）滑膜の病理所見

血管新生

リンパ球浸潤

滑膜細胞増殖

図2　RAの手とその病理像

多くつくられ，②血管内からは，多数のリンパ球が関節局所に浸潤し，③関節腔を覆っている滑膜表層細胞は多層化して，滑膜全体が増殖している像がみられる（図2）．関節に浸潤したリンパ球は，T細胞やB細胞，マクロファージからなり，滑膜細胞などと相互に刺激しあって，腫瘍壊死因子（TNF）α，インターロイキン（IL）-6などの炎症性サイトカインが産生され，破骨細胞が活性化されて関節破壊が引き起こされると考えられている．過剰に産生された炎症性サイトカインは，さらなる血管新生，リンパ球活性化を引き起こし，炎症を増幅させるものと考えられている（図3）．

● RFやACPA陽性者ではRA発症リスクは高まるが，これら自己抗体陽性者の5年後のRA罹患率は5％前後であり，陰性者の5〜10倍の頻度とはいえ，95％は5年間RAを発症しない．その発症誘引として，妊娠・出産，外傷，感染症，ストレスなど，神経免疫学的刺激，生体力学的刺激が加わって臨床的に明らかなRAが発症すると考えられている．

● 腫れた関節を指で押さえて痛い場合（圧痛がある場合），その関節を，臨床的には関節炎ありと判断するが，腫れている関節の

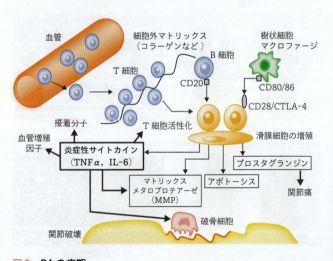

図3 RAの病態
文献1，2を参考に作成

数,圧痛関節の数を数えて疾患活動性の指標とするため,その程度より関節数のチェックが欠かせない.
- 発症後,適切な治療介入がなければ,関節炎は手指,手首,足趾の少数の小関節からより多くの関節に広がり,さらには肘,肩,足首,膝,股関節などの大関節まで及ぶ.稀に,手指の小関節は正常で,大関節から発症するケースもある.罹病期間の長い症例では環軸亜脱臼などの頸椎病変などもみられることがあるが,治療の進歩に伴って減少している.関節破壊は,炎症の程度とその時間の積み重ねで進行し,関節周囲の骨の骨粗鬆化,関節裂隙の狭小化,骨びらんが起こり,関節の構造が壊れて亜脱臼,強直へと進展する.このような関節破壊が,複数の関節に起こる(図1写真下).
- 関節炎と関節破壊の両者が身体機能障害度と関連する(図4).関節炎はRAの活動性そのものであり,関節炎が強ければ(活動性が高ければ)即それが身体機能低下につながる.これを抑えれば,短期的に身体機能が改善する.可逆的である.一方,関節破壊は,活動性の積み重ねによって時間をかけて進行し,それが身体機能障害に結びつくのも時間がかかる.また,関節破壊は一度起こってしまうと,多くは不可逆的で元に戻らない.このような関係を理解して,関節炎をなるべく早くできるだけ

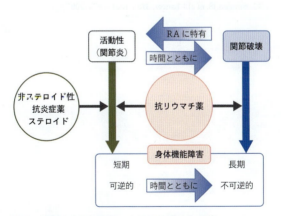

図4 関節炎,関節破壊,身体機能障害の関係
文献3を参考に作成

低いレベルに抑えて，この状態を持続させれば，関節炎と関節破壊の双方が抑えられ身体機能障害を防ぐことができる．
- 有効な治療法がなかった1970年以前では，非ステロイド性抗炎症薬を中心とする対症療法が主体であったため，手足の末梢関節は，"糸巻き"のように（紡錘状）軟らかく腫れ，このような腫脹は左右対称性，多数の関節に及んでいることが多かった．肘や手指の伸側面には無痛性のリウマチ結節（足や膝が痛いため手や肘を使って立ち上がる際，机などに手や肘をつけて力を入れたために起こる微小外傷などが誘引とされる）もみられた．このような状態で10年経過すると，次第に関節は変形し，関節X線では骨と骨とが融合した骨強直にまでいたることも多く，10％は寝たきりに近い身体機能障害にいたっていた．このようなRAの自然歴を変えうる薬剤として疾患修飾性抗リウマチ薬（DMARDs）が登場し，多関節炎，関節破壊の進行を食い止める治療が行われるようになった．現在では，早期診断，早期治療，DMARDsによる有効な治療が，治療目標を設定して行われるようになり，RAの姿は50年前と大きく変わった．

文献
1) Takeuchi T：Proc Jpn Acad Ser B Phys Biol Sci, 93：600-608, 2017
2) Takeuchi T：Clin Immunol, 186：59-62, 2018
3) Smolen JS, et al：Lancet, 370：1861-1874, 2007

〈竹内　勤〉

③正常関節の構造と関節リウマチにおける関節の変化

- 関節には不動関節と可動関節（滑膜関節）があり、関節リウマチ（RA）は後者が障害される
- 可動関節は、軟骨、関節包、滑膜、関節液（滑液）、靱帯、血管、神経、ときに半月板・関節円板、関節唇などから構成され、RAでは滑膜の炎症に続いて関節破壊と関節変形が起こる

- 本項では、正常関節の構造およびRAの関節破壊による変化について概説する．

1 関節とは[1]

- 関節には不動関節と可動関節とがある．不動関節とは可動性が全くないか、ごくわずかな可動性しかもたない関節をいい、頭蓋骨の縫合や恥骨結合、椎間板などがこれに相当する．
- 一方、可動関節とは可動性を有する関節で滑膜関節ともいい、四肢の大部分の関節がこれに属す．肩関節、肘関節、手関節、指関節、股関節、膝関節、足関節などがこれに相当し、RAで障害される関節はこの可動関節である．

2 可動関節の構造 (図1)[2]

- 可動関節は、関節軟骨、関節包、滑膜、関節液（滑液）、靱帯、血管、神経、時に半月板・関節円板、関節唇などから構成される．関節を形成する骨端は硝子軟骨に覆われている．線維性結合組織である関節包は相対する骨端を連結するように包み込んでおり、関節包により形成される空隙が関節腔である．関節包の最内側には滑膜が存在し、滑膜は関節液の産生と代謝を担っている．関節包は関節の安定性に寄与しており、特定の運動を制御するために関節包靱帯が存在する（膝関節における内側側副靱帯はこれに相当する）．関節包外には筋肉と骨を結ぶ腱が備わっており、筋肉の収縮により関節に運動をもたらす．

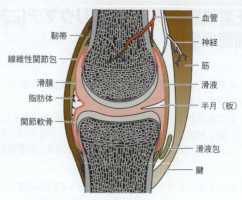

図1 可動(滑膜)関節の構造
文献2より引用

1) 関節軟骨

- 関節軟骨は組織学的には硝子軟骨である.成人の関節軟骨には血管,神経,リンパ管はなく,軟骨細胞と細胞外基質からなる.
- 関節軟骨の厚さは関節の大きさや関節内の部位で異なるが,成人の膝関節や股関節のような大関節であっても2〜4mmである.

2) 関節包と靱帯

- 関節包と靱帯は関節の安定性に寄与する.関節包と靱帯は時に一体である.関節包の厚さは関節により異なり,肩関節は薄く,股関節は厚い関節包を有している.関節包と靱帯は平行に並んだコラーゲン線維束と線維芽細胞からなる.神経終末があり,痛覚および固有感覚に関する情報が中枢に伝達される.

3) 滑膜

- 滑膜は関節包の内層に存在する疎性結合組織である.また関節腔内にある靱帯や脂肪体の表面を覆うが,関節軟骨や半月板の表面は被覆しない.滑膜の厚さは関節により異なる.表面は平滑で,時にひだ状を呈している.
- 滑膜の最表層には2〜3層の細胞が並び,滑膜表層細胞と呼ばれる.その深層には線維芽細胞様の細胞と血管がみられる.さらに深層では密なコラーゲン線維束が関節包に移行する.

4) 関節液（滑液）

- 関節液は関節腔に貯留する粘稠で無色ないしは黄色調透明な液体である．正常な関節の関節液量は大きな関節腔をもつ膝関節でさえ3 mL前後である．滑膜炎が生じると関節液は増加し，混濁し透明性は失われ粘稠性も低下する．

3 RAにおける関節の変化（図2）

1) 滑膜炎

- RAではまず関節滑膜に炎症が生じる（図2A）．滑膜の間質に小血管が増生し，血管からマクロファージやリンパ球が浸潤し，これらの細胞から腫瘍壊死因子（TNF）αやインターロイキン（IL）-6といった炎症性サイトカインが産生される．滑膜細胞は増殖して絨毛状を呈し，やがてパンヌスが形成される．

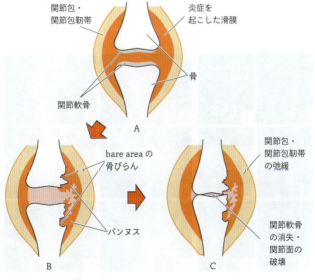

図2 関節破壊の伸展
A：滑膜の炎症による関節の腫れ．
B：パンヌスの形成とbare areaの骨びらん．
C：軟骨の消失と関節構造の破壊．

2) 関節破壊

- 骨に接したパンヌス部には破骨細胞が存在し，骨浸食が生じる．この骨浸食は関節内で軟骨に覆われていないbare area（関節面の端の部分）から生じ（**図2B**），徐々に拡大する．
- 増殖した滑膜細胞や軟骨細胞自体から軟骨基質を障害するマトリックスメタロプロテアーゼ3（MMP-3）が産生されると軟骨層が菲薄化しやがて消失する．
- その後，軟骨下骨が破壊され（**図2C**），関節構造が消失するか，関節を構成する骨端同士が癒合する強直に陥る．

3) 関節変形

- 滑膜細胞が増殖すると関節水腫が生じる．この滑膜増殖と関節水腫により生じた関節の腫脹が持続すると，関節包と関節包靭帯が引き伸ばされ弛緩する．そこに前述の関節破壊が加わり，種々の関節変形が生じる．手指の関節変形として尺側偏位，スワンネック変形，ボタン穴変形が有名である．また足趾においては外反母趾，槌趾変形が代表的な変形である．

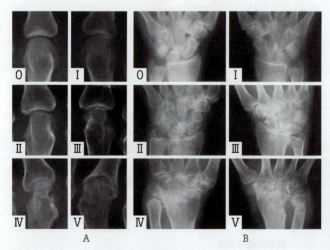

図3 Larsen grade standard film
A：中手指節（MCP）関節，B：手関節．
文献3より転載

4) Larsen grade[3] とmodified total Sharp score[4]

- Larsen gradeは，単純X線写真におけるRAの関節破壊の程度を評価する際によく利用されるが，関節破壊の進展を画像的に理解するうえで参考になる．図3に中手指節（MCP）関節と手関節のLarsen gradeのstandard film（基準となっている画像）を示す．Grade 0が正常な状態であり，gradeが進行するにしたがって骨びらんが出現し，軟骨が消失，関節の破壊と変形がみられるようになることがわかる．

- 一方，modified total Sharp scoreは手指，手関節，足趾関節における骨びらんと関節裂隙の狭小化を詳細（0〜448点）に評価するツールである．微細な変化を読み取ることが可能であり，RA患者を対象とした薬剤の盲検下比較試験などに用いられている．

4 おわりに

- 以上，正常関節の構造とRAの関節破壊の形態につき述べた．本項がRA患者の関節破壊の病態を理解する一助になれば幸いである．

文献

1) 豊島良太：関節の構造と生化学．「標準整形外科学 第11版」（内田淳正/監，中村利孝，他/編），pp37-52，医学書院，2011
2) Threlkeld AJ：関節の基本構造と機能．「筋骨格系のキネシオロジー」（Neumanm DA/編，嶋田智明，平田総一郎/監訳），pp27-41，医歯薬出版，2005
3) Larsen A, et al：Acta Radiol Diagn, 18：481-491, 1977
4) van der Heijde DM：Baillieres Clin Rheumatol, 10：435-453, 1996

〈松下　功〉

④経過と予後

- 関節リウマチ（RA）は治療介入が遅れると病態の進行を招くため，適切な早期診断・治療介入が重要である．
- RAは全身疾患であり，筋骨格系疾患はもちろん，肺疾患・心疾患・神経精神疾患などのさまざまな病気が，原疾患および治療に伴う合併症として，機能的予後・生命予後に影響を与えるので，全身のトータルケアが大切である．

- RAは，かつては進行が止められない不治の病ともいわれていたが，近年アンカードラッグとしてのMTXの使用やわが国での保険適用用量の増加，また各種の従来型合成抗リウマチ薬（csDMARDs）の開発や使用法の工夫，生物学的製剤（いわゆるバイオ）の普及，さらには最近市販された分子標的合成抗リウマチ薬（tsDMARDs）と呼ばれるJAK阻害薬などにより，多くの症例で生涯にわたって寛解あるいは低疾患活動性を維持できる疾患となってきており，早期寛解導入とその維持が治療の主な目標である．
- 一方で，これら薬剤による副作用への対策や，効果不十分例への対応，費用の問題，合併症への対処など，いまだアンメットニーズも多く，チーム医療による患者ごとのトータルケアの重要性はますます増加している．
- RAの経過と予後についてはさまざまな観点からの評価が必要であるが，ここでは機能的予後と生命予後を中心にポイントを述べる．

1 RAの経過と機能的予後

- RAにおける筋骨格系の機能的障害の経過の分類には，従来からの4段階の米国リウマチ学会（ACR）のクラス分類が使用されているほか，患者評価によるHAQ-DI（health assessment questionnaire disability index）を中心に評価されることが多い．
- 最近ではRAの関節破壊は早期から進行することがわかってき

ており,例えば発症から治療介入まで3カ月以上かかると,3カ月未満で治療開始した場合と比べて1年後の関節破壊のX線所見に差が出るとする報告もある(図1)[1].一方でいわゆるburnoutとよばれる炎症所見が低値の長期慢性経過症例でも機能障害はさらに進行していくこともわかってきている[2].したがって,最近では身体所見と関節エコーやMRIなどの画像診断を組み合わせて,早期に診断するとともに,Treat to Target(T2T)という戦略によって,治療のゴールを明確にして強力な治療介入を行うことで,より機能的予後の改善が図られるようになってきている[3].実際,MTXや生物学的製剤の使用で,以前は進行が止められなかったような症例の多くで寛解あるいは低疾患活動性が維持できるようになってきた.

● 一方で,これらの薬剤が登場する以前にRAを発症し筋骨格系の破壊が進んでしまっている症例や,最新の治療でも疾患活動性を十分に抑えられない症例,副作用や合併症でそれらが使用困難な症例も存在しており,外科的治療やリハビリテーション,心理的サポートなど,チーム医療での個別的対応が大切である.

2 RAの生命予後

● 生命予後に関しては,1990年代にRAではさまざまな要因によ

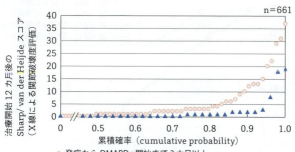

図1 治療開始の遅れは機能的予後に影響する
滑膜炎の発症3カ月未満にDMARDsで治療開始した群と3カ月以上経過してからDMARDsで治療開始した群で比較すると,後者の方が発症12カ月後のX線での関節破壊スコアが高かった.文献1より引用

り，健常人と比して平均寿命が7〜10年短かったとする報告がある（図2）[4]．一方で病態解明と治療法の進歩により，現在ではかつてに比べ生命予後も大きく改善している（図3）[5]．

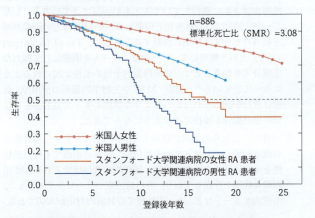

図2　RA患者では長期生存率が低下する傾向がみられた
RA患者では健常者に比べて生命予後が悪く，標準化死亡比（SMR）は約3倍であった．文献4より引用

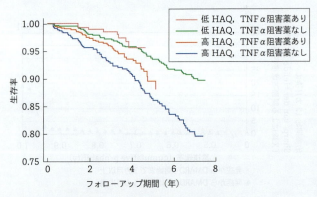

図3　TNFα阻害薬使用者は生存率が高い傾向がみられた
治療開始時にHAQが高い群は低い群に比べて生存率が低かったが，いずれの群でもTNFα阻害薬非使用群に比べて使用群の方が生存率が高かった．
文献5より引用

- しかしながら，RAの病態そのもの，RAの合併症，治療に伴う副作用などにより，いまだ生命予後が悪い症例が存在することには変わりがない．特に感染症や関節リウマチ性間質性肺炎（特にUIPパターン）の合併は生命予後に大きく影響を与えるため，それらのモニタリングや予防・治療が大切である．また心血管疾患，悪性リンパ腫，うつ病などの精神疾患もRAでは合併率が高く注意が必要である．

看護師が知っておくべきエビデンス

● 発症早期の介入が予後を改善する[1]

Lukas C, et al：Arthritis Rheum, 63：1804-1811, 2011

治療介入開始が発症3カ月以内と3カ月以降では，1年後の関節破壊の程度が後者の方が強かった．

→骨破壊やその他の機能的予後の改善のために，早期に的確な治療を行うことの重要性が示されている．

看護実践に向けたアドバイス

RAの診断時に患者が受ける身体的負担・精神的負担は医療者の想像以上に大きいものがある．患者自身でも，早期の治療介入や疾患活動性抑制の必要性について短期間で理解し，治療のゴールを明確に意識しなければならないことも多い．そのようななかで看護の果たす役割は非常に大きい．現在では各種の有効な治療法があること，一方で気をつけないといけない項目がいまだ多くあることを把握しておくことが大切である．

文献

1）Lukas C, et al：Arthritis Rheum, 63：1804-1811, 2011
2）Kirwan JR：J Rheumatol, 26：720-725, 1999
3）Smolen JS, et al：Ann Rheum Dis, 69：631-637, 2010
4）Wolfe F, et al：Arthritis Rheum, 37：481-494, 1994
5）Jacobsson LT, et al：Ann Rheum Dis, 66：670-675, 2007

〈田淵裕也，三森経世〉

⑤ 症状
(関節症状と関節外症状)

- 関節リウマチ(RA)は原因不明の多発性・対称性関節炎を主体とする慢性かつ進行性の炎症性疾患である.
- 関節の炎症を他覚的に証明するには,関節の発赤,熱感,腫脹を捉えることが重要である.
- 関節外症状には,リウマトイド結節,皮膚潰瘍,血管炎,心症状,肺症状,眼症状,末梢神経障害,アミロイドーシスなどがある.

1 全身症状[1]

- 全身倦怠感,微熱,体重減少などをきたすことがある.発熱は38℃を超えることは稀である.
- RA患者は慢性であることや,それに伴う心理・社会的ストレスの増大による不安やうつ状態,不眠などの精神症状が出現しやすい.
- 消化器症状としては,NSAIDsによる胃炎・胃潰瘍[2],続発性アミロイドーシスによる腸管運動障害などがある.
- 全身性の骨粗鬆症が高頻度にみられ,容易に脆弱性の骨折を引き起こしうる.
- RAの20〜60%に二次性の貧血を認める.
- 足にはいわゆる"たこ"と呼ばれる胼胝ができやすく歩行の障害となる.
- レイノー症状は認められるが頻度は低い(<10%).

2 関節炎[1, 3, 4]

- 朝のこわばりはRAに特徴的であり,こわばりの持続時間や倦怠感・易疲労感はRAの活動性を反映する.
- 関節痛のみでなく,関節の腫脹・発赤・熱感を伴う関節炎が特徴である.関節炎は多発性,対称性,移動性であり,手に好発

する．なかでも，手関節，近位指節間（PIP）関節，中手指節（MCP）関節が侵されやすい．遠位指節間（DIP）関節が最初から侵されることは稀である．

- この他，足趾，肘，膝，足関節などの中小関節が侵される．足趾では中足趾節（MTP）関節の腫脹，圧痛が重要である．膝関節では関節液があると，しばしばバルジサイン（bulge sign）と膝蓋跳動（ballotment）がみられる．
- 亜急性あるいは慢性に発症し，関節液貯留をみることがある．
- 関節炎が進行すると関節可動域（ROM）の低下，変形，拘縮などが起こる．関節破壊，筋萎縮，腱断裂などにより，日常生活動作が障害される．
- 特有の関節変形が起こる．スワンネック変形（白鳥の首変形），ボタン穴変形，尺側偏位，槌趾（ハンマー趾）などが有名である（図1）．関節接触面の破壊によりムチランス型変形をきたすと，手指のオペラグラス変形などにいたる．ただ，RAはあらゆる可動関節が罹患しうることを忘れてはいけない．
- 頸椎や腰椎の病変は稀であるが，頸椎病変は20〜30％のRA

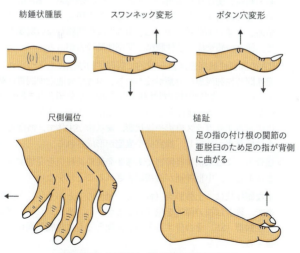

図1　RA特有の関節変形

患者に生じ，病変は上位頸椎に強くあらわれる．頸椎では環軸椎亜脱臼や垂直性亜脱臼などがみられることがある．初期には無症状であることが多いが，障害が進むと脊髄圧迫症状による四肢のしびれなどの神経症状を呈する．

3 関節外症状 [1, 3, 4] (図2)

- リウマトイド結節は肘や膝の前面など機械的な圧迫を受けやすい部位に多い．無痛性腫瘤で，活動期にみられ，RAの診断特異度が高い．内臓病変としては，間質性肺炎や肺線維症があり，リウマトイド肺とも称される．血管炎を伴うRAでは，胸膜炎，心膜炎，皮膚潰瘍，多発性単神経炎をきたすことがある．わが国では血管炎を主体とする重篤な関節外病変が合併する場合に悪性RAと診断し，特定疾患として指定されている．RAの0.6～1%に認められ，RAに比べ男性に多い．

- RAの30～50%に何らかの心病変が認められるが，無症状のことが多い．心膜炎の合併頻度が高く，心嚢液が貯留する．虚血性心疾患も合併し，生命予後に影響する．

- 肺・胸膜病変はRAの関節外病変で最も頻度が高い．RA由来の肺疾患を大別すると，間質性肺疾患，気道病変，リウマトイド結節，および胸膜疾患である．RAと直接関係しない病変として，種々の感染症，悪性腫瘍，薬剤性肺障害がある．

- RAの間質性肺疾患は，一般的に病理学的特徴にもとづいた特発性間質性肺疾患の分類が使われる．RAでは通常型間質性肺炎（UIP）や非特異性間質性肺炎（NSIP）に分類される肺線維症が多く，徐々に進行する．UIPやNSIPは下肺，末梢から徐々に広がるすりガラス陰影や線状影，索状影が主体で，時間とともに線維化が進行し，蜂窩肺や囊胞が形成される．

- 血管炎による末梢神経障害である多発性単神経炎を発症することはあるが，中枢神経が直接障害されることは少ない．

- 主な眼症状は，上強膜炎（軽症で一過性のことが多い）と強膜炎で，後者は視力障害を呈することが多い．また，シェーグレン症候群（SS）を合併すると口腔乾燥とともに角膜乾燥症状を呈する．

- フェルティ（Felty）症候群は，脾腫および好中球減少を伴うRAで，罹病期間の長い，進行した患者にみられる．下腿潰瘍，

関節外症状

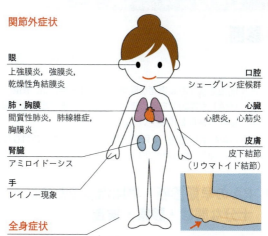

眼
上強膜炎,強膜炎,乾燥性角結膜炎

口腔
シェーグレン症候群

肺・胸膜
間質性肺炎,肺線維症,胸膜炎

心臓
心膜炎,心筋炎

腎臓
アミロイドーシス

皮膚
皮下結節(リウマトイド結節)

手
レイノー現象

全身症状

発熱,食欲不振,貧血,疲労感,体重減少,リンパ節腫脹,血管炎

図2 関節外症状と全身症状

リウマトイド結節,血管炎,リンパ節腫および肝腫などの症状もみられる.

- アミロイドーシスは血清中のアミロイドAタンパクがマクロファージに取り込まれて組織に沈着するAA (amyloid A) アミロイドーシスである.障害臓器は腎,消化管,心筋などがある.
- 悪性腫瘍の合併は一般人口と同様だが,リンパ腫,特にB細胞型非ホジキンリンパ腫の合併率が高いといわれている.MTX治療に伴いリンパ腫を合併することがある.

文献

1) 山本一彦:関節リウマチー病態,臨床所見,診断.「リウマチ病学テキスト」(日本リウマチ学会 生涯教育委員会,日本リウマチ財団 教育研修委員会/編), pp90-105, 診断と治療社, 2010
2) 佐野 統:第1部 総論:NSAIDsの基礎知識 1. 歴史.「NSAIDsの選び方・使い方ハンドブック」(佐野 統/編), pp12-22, 羊土社, 2010
3) 川合眞一:関節リウマチ.「カラー版 内科学」(門脇 孝,永井良三/総編集,赤木 朗,他/編), pp1241-1247, 西村書店, 2012
4) 江口勝美:関節リウマチ.「リウマチ・膠原病診療チェックリスト」(三森経世/編), pp180-187, 文光堂, 2004

〈佐野 統〉

①診断

- 関節症状がある患者を問診・診察する際には,関節リウマチ(RA)が原因である可能性を考えて,鑑別診断を念頭に置きながら検査を進めていく.
- RAを早期診断,早期治療するために,2010年ACR/EULAR分類基準を用いる.

1 RAの早期診断・早期治療のために: 十分な問診・診察・検査

- RAを診断するためには,①関節症状についての詳細な問診で,どの関節にいつごろから症状があるか,②診察で,腫脹関節や疼痛関節の罹患部位がどこにあるか,③血液検査で,赤沈やCRPなどの炎症反応,リウマトイド因子(RF)や抗CCP抗体などの自己抗体を認めるか,④画像検査(X線,関節超音波,MRI)で,滑膜炎,骨びらんなどの異常は認めないか,十分に問診,診察,検査を進め,総合的に診断する.RAの薬物療法は近年特に進歩が目覚ましく,早期に診断して,早期に治療を開始していくことは,患者の予後を改善させていくうえで非常に重要である.

2 2010年ACR/EULAR分類基準をもとにRAであるかどうか診断を進める

- 問診,診察,検査の所見をもとに,2010年ACR/EULAR分類基準[1]にもとづいてRAと診断しうるかどうかをみていく.臨床的に1カ所以上の関節炎(滑膜炎)の所見があり,関節炎を他に説明できる疾患がない場合には,表1にもとづいて,①罹患関節(腫脹もしくは圧痛のある関節)の分布・数,②自己抗体(RF,抗CCP抗体),③炎症反応(赤沈,CRP),④関節症状の持続期間,の4つのカテゴリー(10点満点)でスコアリングを行い,6点以上であればRAと診断する.X線でRAに典型的な骨

表1 2010年ACR/EULAR分類基準スコアリング

A. 罹患関節（腫脹もしくは圧痛のある関節）	スコア	
大関節1カ所	0	大関節：肩, 肘, 股, 膝, 足
大関節2〜10カ所	1	
小関節1〜3カ所	2	小関節：手, MCP, PIP, 母指IP, 第2〜5MTP
小関節4〜10カ所	3	
11カ所以上（1カ所以上の小関節）	5	顎・胸鎖・肩鎖関節を含めてよい
B. 自己抗体		
RF（−）かつ抗CCP抗体（−）	0	
いずれかが低値陽性	2	低値：正常上限の3倍以下のもの
いずれかが高値陽性	3	高値：正常上限の3倍を超えるもの
C. 炎症反応		
赤沈正常かつCRP正常	0	
赤沈, CRPのいずれかが異常	1	
D. 関節症状の持続期間		
6週未満	0	
6週以上	1	

文献1より引用

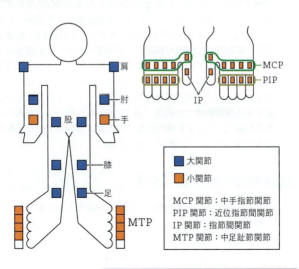

■ 大関節
■ 小関節

MCP関節：中手指節関節
PIP関節：近位指節間関節
IP関節：指節間関節
MTP関節：中足趾節関節

びらん(手,MCP,PIP,MTP関節に3カ所以上)[2]があり,RAに矛盾しない臨床経過がある場合や過去のデータで分類基準を満たす場合にもRAと診断可能である.

看護師が知っておくべきエビデンス

● 1987年ACR分類基準[3]

Arnett FC:Arthritis Rheum, 31:315-324, 1988

RAの診断のために,米国リウマチ学会(ACR)による1987年ACR分類基準[3]が長らく用いられてきた.この基準では,①1時間以上続く朝のこわばり,②3領域以上の関節炎,③手・手指(MCP, PIP)の関節炎,④対称性の関節炎,⑤リウマトイド結節,⑥血清RF,⑦手のX線変化,の7項目のうち(①〜④は6週間以上持続している),4項目を満たせばRAの診断が得られた.しかし,この分類基準は発症から約8年が経過したRA患者を対象に作成された背景があり,発症から数年以内の患者については診断の有用性が低下することが問題視されていた[4].

● 2010年ACR/EULAR分類基準[1]

Aletaha D:Arthritis Rheum, 62:2569-2581, 2010

上述の問題点を踏まえて,RAを早期に診断し,抗リウマチ薬(MTXなど)や生物学的製剤などの有用な薬物療法を早期から導入して,予後を改善させていく(早期診断,早期治療)ために,2010年にACRと欧州リウマチ学会(EULAR)により2010年ACR/EULAR分類基準[1]が発表された.この分類基準は,発症早期の関節炎症状がある患者を対象に,1年以内にRAと診断してMTXが開始される危険因子の解析をもとに作成されている.この分類基準の使用にあたっては,RAと似た症状を呈する類縁疾患との鑑別(表2)を的確に行うことが求められるため[5],リウマチ専門医などの知識,経験が十分な医療従事者が使用することが勧められている.

看護実践に向けたアドバイス

①RAの診断は,患者の問診,診察,検査をもとに総合的に進めていく.

表2 関節リウマチ鑑別疾患 難易度別リスト

鑑別難易度	
高	・ウイルス感染に伴う関節症（パルボウイルス，風疹ウイルスなど） ・全身性結合組織病（シェーグレン症候群，全身性エリテマトーデス，混合性結合組織病，皮膚筋炎・多発性筋炎，強皮症） ・リウマチ性多発筋痛症 ・乾癬性関節炎
中	・変形性関節症 ・関節周囲の疾患（腱鞘炎，腱付着部炎，肩関節周囲炎，滑液包炎など） ・結晶誘発性関節炎（痛風，偽痛風など） ・脊椎関節炎（強直性脊椎炎，反応性関節炎，炎症性腸疾患関連関節炎） ・掌蹠膿疱症性骨関節炎 ・全身性結合組織病（ベーチェット病，血管炎症候群，成人スチル病，結節性紅斑） ・その他のリウマチ性疾患（回帰リウマチ，サルコイドーシス，RS3PEなど） ・その他の疾患（更年期障害，線維筋痛症）
低	・感染に伴う関節炎（細菌性関節炎，結核性関節炎など） ・全身性結合組織病（リウマチ熱，再発性多発軟骨炎など） ・悪性腫瘍（腫瘍随伴症候群） ・その他の疾患（アミロイドーシス，感染性心内膜炎，複合性局所疼痛症候群など）

文献5より引用

②RAの分類基準は，あくまでも典型的な「分類基準」であり，分類基準を満たさない患者においても，RAと診断できる場合があることを覚えておきたい．

文献

1) Aletaha D：Arthritis Rheum, 62：2569-2581, 2010
2) van der Heijde D：Ann Rheum Dis, 72：479-481, 2013
3) Arnett FC：Arthritis Rheum, 31：315-324, 1988
4) Harrison BJ：J Rheumatol, 25：2324-2330, 1998
5) 日本リウマチ学会：新基準使用時のRA鑑別疾患難易度別リスト（2016.11.14修正）．https://www.ryumachi-jp.com/info/161114_table1.pdf

〈杉本直樹，山中 寿〉

②疾患活動性と身体機能の評価

- 関節リウマチ（RA）の疾患活動性は総合的疾患活動性指標のDAS28，CDAI，SDAIで評価する．
- 疾患活動性の評価とそれにもとづく治療の適正化によりRA治療目標の寛解達成と維持を目指す．
- 身体機能障害度はHAQ-DI質問票を用いて評価する．

1 疾患活動性の評価

- RAの疾患活動性は関節所見（圧痛関節，腫脹関節），自覚症状（疼痛，朝のこわばり持続時間，倦怠感），血清学的炎症反応〔赤血球沈降速度（ESR），CRP〕，患者および医師による主観的評価などで評価するが，さらにこれらの所見を組み合わせた総合的疾患活動性指標のDAS28（disease activity score 28），CDAI（clinical disease activity index），SDAI（simplified disease activity index）が用いられている．疾患修飾性抗リウマチ薬（DMARDs）で治療を開始して3カ月後のこれら総合的疾患活動性スコアが高いと1年後の治療反応性が悪いことに加えて関節破壊が進行すると予測されることから，治療を開始して3〜6カ月後の疾患活動性が中等度〜高疾患活動性である場合には治療の変更を検討する[1]．

- DAS 28は疾患活動性の絶対値を算出できる評価法で，日常診療で用いやすいように評価する関節を28関節に絞り込んでいる．下肢の関節評価は膝関節のみで，足，足趾関節は含まれないが，患者に靴を脱いでもらうことなく圧痛関節と腫脹関節を確認することができるので外来診療での評価に適している．DAS28は図1に示す28関節の①圧痛関節数（TJC），②腫脹関節数（SJC），③ESR 1時間値または血清CRP値，④患者による全般評価〔PGA；visual analog scale（VAS）で0〜10 cm〕を用いて表2の計算式によりスコア化するが，実際にはDAS計算機に各項目の値を入力して算出する．

- DAS28値の範囲は0〜10で，数値によって高疾患活動性（DAS28＞5.1），中等度疾患活動性（3.2＜DAS28≦5.1），低疾患活動性（2.6≦DAS28≦3.2）と評価する（表1, 2）．
- 治療効果判定で用いられる欧州リウマチ学会（EULAR）改善基準によると，治療前のDAS28値から治療後の値を差し引いたDAS28改善度から治療反応性良好，中等度反応，反応なしと判定する（表1）．
- 疾患活動性による臨床症状・徴候が消失した状態は臨床的寛解と定義されている．DAS28＜2.6を満たせば寛解とされたが，このスコアで寛解を維持していても多関節の腫脹や疼痛の持続により関節破壊は進行する患者がいたことから，寛解の達成にはさらに厳格な治療コントロールが重要と考えられた．国際的な寛解の統一基準がなかったため，EULARと米国リウマチ学会（ACR）が共同でRAの寛解基準を作成した．2010年に発表された新寛解基準[2]によると，寛解は「疼痛関節数，腫脹関節数，患者による全般評価（10 cm VASスケール），CRP値（mg/dL）の各項目が1以下を満たすこと（Boolean型定義）」と定義された．
- DASを簡略化した疾患活動性指標にSDAIとCDAIがある．SDAIは「圧痛関節数＋腫脹関節数＋患者による全般評価＋医師による全般評価＋CRP値」と各項目の総和で算出できる．CDAIは「圧痛関節数＋

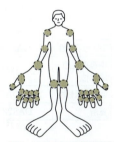

図1　DAS28評価関節
● 評価対象の28関節

表1　DAS28による疾患活動性分類とEULAR改善基準

現在の DAS28	治療前DAS28 − 現在のDAS28		
	改善度＞1.2	0.6＜改善度≦1.2	改善度≦0.6
≦3.2 低疾患活動性	反応性良好	中等度反応	
3.2＜DAS28≦5.1 中等度疾患活動性	中等度反応		
＞5.1 高疾患活動性			反応なし

表2 RAの疾患活動性指標と評価

疾患活動性指標	DAS28	SDAI	CDAI
評価項目	・TJC ・SJC ・ESR値またはCRP値 ・患者による全般評価（PGA）	・TJC ・SJC ・CRP値 ・PGA ・医師による全般評価（EGA）	・TJC ・SJC ・PGA ・EGA
計算式	DAS28-ESR4 $=0.56 \times \sqrt{TJC}$ $+0.28 \times \sqrt{SJC}$ $+0.70 \times \ln(ESR)$ $+0.014 \times PGA$ DAS28-CRP4 $=0.56 \times \sqrt{TJC}$ $+0.28 \times \sqrt{SJC}$ $+0.36 \times \ln((CRP) \times 10+1)$ $+0.014 \times PGA$ $+0.96$	SDAI =TJC+SJC +PGA+EGA +CRP	CDAI =TJC+SJC +PGA+EGA
高疾患活動性	DAS28>5.1	SDAI>26	CDAI>22
中等度疾患活動性	3.2<DAS28≦5.1	11<SDAI≦26	10<CDAI≦22
低疾患活動性	2.6≦DAS28≦3.2	3.3<SDAI≦11	2.8<CDAI≦10
寛解	DAS28<2.6	SDAI≦3.3	CDAI≦2.8

腫脹関節数＋患者による全般評価＋医師による全般評価」で算出するが、評価項目に検査値がないので診察日に血液検査結果を確認できない場合に有用である．新寛解規準では「SDAIが3.3以下」あるいは「CDAIが2.8以下」を寛解と定義された（表2）．

2 身体機能の評価

● 身体機能の評価法としてHAQ-DI（Health Assessment Questionnaire Disability Index）とSF-36（Medical Outcomes Study Short Form-36）が利用されている．SF-36は質問が36項目あるが、HAQ-DIは20項目で計算も簡便であることから、実臨床ではHAQ-DIを使用することが多い．

表3 HAQ-DI質問票

カテゴリー	各項目の日常動作について、この1週間のあなたの状態を平均して右の4つから1つずつ選んで✓印をつけてください.	何の困難もない（0点）	いくらか困難（1点）	かなり困難（2点）	できない（3点）
（1）衣類の着脱と身支度	靴ひもを結び，ボタンかけを含め自分で身支度ができますか？	□	□	□	□
	自分で洗髪ができますか？	□	□	□	□
（2）起立	肘かけがなく背もたれが垂直な椅子から立ち上がれますか？	□	□	□	□
	就寝，起床の動作ができますか？	□	□	□	□
（3）食事	皿の上の肉を切ることができますか？	□	□	□	□
	いっぱいに水が入っている茶碗やコップを口元まで運べますか？	□	□	□	□
	新しい牛乳パックの口を開けられますか？	□	□	□	□
（4）歩行	戸外で平坦な地面を歩けますか？	□	□	□	□
	階段を5段登れますか？	□	□	□	□
（5）衛生	身体全体を洗い，タオルで拭くことができますか？	□	□	□	□
	浴槽につかることができますか？	□	□	□	□
	トイレに座ったり立ったりできますか？	□	□	□	□
（6）伸展	頭上にある5ポンド（約2.3kg）のものに手を伸ばしてつかみ，下に降ろせますか？	□	□	□	□
	腰を曲げ床にある衣類を拾い上げられますか？	□	□	□	□
（7）握力	自動車のドアを開けられますか？	□	□	□	□
	広口のビンの蓋を開けられますか？	□	□	□	□
	回転式の蛇口を開閉できますか？	□	□	□	□
（8）活動	用事や買い物で出かけることはできますか？	□	□	□	□
	車の乗り降りはできますか？	□	□	□	□
	掃除機をかけたり庭掃除などの家事ができますか？	□	□	□	□

HAQ-DIスコア＝(1)～(8)の各カテゴリー中の最高点の総和/回答したカテゴリー数

- HAQ-DIは8つのカテゴリー（衣類の着脱と身支度，起立，食事，歩行，衛生，伸展，握力，活動）から構成されており，日常生活の困難度を評価する（表3）．各質問に0～3点の4段階（0点：何の困難もない，1点：いくらか困難，2点：かなり困

難，3点：できない）で解答してもらい，各カテゴリー最高点の総和をカテゴリー数で割った値がHAQ-DIスコアとなる．HAQ-DI≦0.5は機能的寛解と定義されている．HAQ-DIはRAの疾患活動性や骨関節障害を反映し，スコアが高ければ身体機能が低下していると判断されるが，加齢によってもスコアは高くなる傾向がある．

看護師が知っておくべきエビデンス

● 目標達成に向けた治療（T2T）がRAの改善に重要

RAでは非可逆的な関節破壊や身体機能障害の進行を阻止してQOLの向上と長期的な予後の改善を目指す目標達成に向けた治療（Treat to Target：T2T）が重要と考えられ，2011年にT2Tリコメンデーションが発表された．このリコメンデーションでは基本的な考え方として「疾患活動性の評価とそれに基づく治療の適正化によるT2Tは，関節リウマチのアウトカム改善に最も効果的である」と述べられている[3]．RA患者では疾患活動性を定期的に評価することにより治療反応性を確認し，治療目標の寛解または低疾患活動性を達成していない場合には治療を見直さなければならないが，治療方針の決定には骨関節破壊や身体機能障害，合併症なども考慮する必要がある．

看護実践に向けたアドバイス

疾患活動性指標評価項目のPGAとHAQ-DIは患者本人に回答してもらうが，記載が間違っていると正しく評価できない可能性がある．そこで患者には，RAの治療方針決定に疾患活動性と身体機能の評価が重要であることを伝え，回答の方法についても最初によく説明して理解させる．高齢の患者では傍について一緒に読みながら回答させ，後になって記載法を忘れていないか確認することも必要である．

文献
1) Aletaha D, et al：Arthritis Rheum, 56：3226-3235, 2007
2) Felson DT, et al：Ann Rheum Dis, 70：404-413, 2011
3) Smolen JS, et al：Ann Rheum Dis, 75：3-15, 2016

〈舟久保ゆう，三村俊英〉

第Ⅰ部　第2章 関節リウマチの診断と検査の基本

③身体所見の取り方

- 長い病歴をもつ例が多く，発症時期，経過および過去の治療歴を含めた詳細な情報を聴取する．
- 四肢関節の疼痛や変形などにより日常生活に支障をきたしていることも多く，生活状況について詳しく聴く．

1 問診

- 関節リウマチ（RA）の患者を診る場合に，問診するべき事柄は多い（表）．
- RAがいつ発症したかを聴くことは必須である．数カ月前に発症したRAでは，関節破壊を抑制するために積極的な薬物療法を行って病勢をコントロールする必要がある．積極的な薬物療法には免疫抑制作用を有する薬が含まれることも多く，さまざまな感染症のリスクが高くなる．逆に長期にわたってRAを罹患している例では関節の変形をきたしていることが多い．変形が著しく，日常生活に支障をきたしている場合には外科的治療も視野に入れる必要がある．
- RAの病状の進行具合は個人差が大きい．長期間罹患しているにもかかわらずほとんど関節変形を認めない例がある一方で，いかなる薬物療法を行っても改善せず関節変形が年単位で進行する例もある．しばしばRAは進行型（現在のRA治療では改善がみられず，どんどん進行していく），多周期増悪型（治療が完全には効かず，長い時間をかけて徐々に悪化していく），多周期

表　RA患者で問診すべき項目

発症時期	早期RA患者か，晩期RA患者か
経過	比較的急速に悪化しているか，落ち着いているか
障害部位	どの関節が障害を受けているか
治療歴	どのような薬を使用してきたか
その他の症状	しびれ，脱力，レイノー現象などがないか

寛解型（増悪，寛解を繰り返しながら最終的に寛解する）および単周期型（一度関節炎が生じた後に治療に応じて改善する）に分類される．RAが発症してからどのような経過なのかを聴くことも重要である．
- RAでは障害を受けやすい関節があり，特に近位指節間（PIP）関節，中手指節（MCP）関節，手関節などの小関節に対称性に関節炎を生じやすい．肘関節，肩関節，膝関節，足関節，中足趾節（MTP）関節も比較的好発する部位である．一方で遠位指節間（DIP）関節や脊椎関節は障害されにくく，このような部位において著明な関節炎を認める場合にはRA以外の疾患の可能性が高い．
- 侵される関節によってどのような機能障害が生じやすいかも異なるため，どの関節が罹患しているかを聴くことは重要である．例えば手指の関節が障害された場合には細かい作業や物を持つことに支障をきたしやすく，膝や足関節が障害された場合には歩行障害をきたしやすい．
- 罹患関節とともに，患者の生活状況（移動，食事，排泄，入浴など）についても詳細に聴き取る必要がある．
- 近年の生物学的製剤の登場により，RA診療は目覚ましく進歩した[1, 2]．多くの薬剤が登場したことから，RAの治療は複雑多岐に渡っている．患者ごとに適切な薬が異なり，薬によってさまざまな副作用があるために，罹病期間の長いRA患者ではしばしば複雑な治療歴があることも多い．過去の治療歴について詳しく聴取する必要がある．
- 関節痛を生じる疾患はRAにも数多くある．また，RAに他の自己免疫疾患（膠原病）が合併していることも稀ではないので，関節痛以外の症状についても問診する．悪性RAの場合には末梢神経障害による四肢のしびれや脱力が生じることがあるので，神経症状がないかも確認する．日光過敏，口腔や眼の乾燥，レイノー現象の有無についても聴取し，他の膠原病の合併の可能性がないか確認する．

2 視診

- 患者の姿勢や歩き方に注意を払う．歩行状態は下肢の関節病変とそれに伴う筋力低下により影響を受けるので，よく観察する．

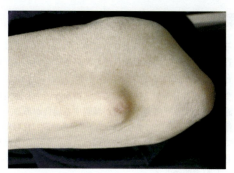

図　肘関節近位部伸側のリウマトイド結節

- 長期罹患例では栄養状態の不良によるるい痩や顔色不良がみられることがある．
- 次に骨格筋系の身体所見として，主に関節とその近傍を中心に腫脹・色調・変形を視診する（次項参照）．
- コントロール不良なRA患者では肘関節近位部伸側などにリウマトイド結節がみられることがある（図）．肘頭部の伸側以外に，後頭部，PIP関節などにも好発する．
- RAが進行して血管炎を伴った悪性RAでは，上強膜炎や，微小血管の循環障害による皮膚梗塞や皮膚潰瘍がみられることがある．この他，皮膚病変を伴う他の関節疾患もあるので注意を要する．膿疱性皮膚病変に合併する関節炎として掌蹠膿疱症が有名である．尋常性関節炎では爪にも病変を有することが多い．

3　触診

- 関節の疼痛や腫脹の触診については次項に譲る．
- RAでの関節腫脹の温度上昇は軽微であり，熱感はあっても軽度である．逆に関節腫脹と熱感・発赤を伴っている場合には化膿性関節炎や，痛風などの結晶性関節炎などの鑑別が必要となる．

4 聴診

- それほど聴診するべきところは多くない．RAではしばしば間質性肺炎などの肺病変を合併していることがあり，背部で捻髪音などに注意して聴診を行う．
- また，悪性RAでは胸膜炎による胸水貯留や心嚢炎による心嚢液貯留により呼吸音や心音が減弱する場合がある．近年では画像検査などの発達によりこれらの病変の診断は比較的容易となってきているが，これらの検査にはコストがかかるため，検査が必要な患者を拾い上げる意味でもまずしっかり身体所見をとることが重要である．

看護師が知っておくべきエビデンス

● 看護師による問診の有用性

Dougados M, et al：Ann Rheum Dis, 74：1725-1733, 2015

研究の概要：970人のRA患者に対する6カ月間に及ぶ前向きランダム化試験．482人のRA患者に対して看護師が併存疾患などについて確認を行い医師に報告した一方で，それ以外の488人については患者自身でDAS28（disease activity score 28）を確認して医師に報告した．その結果，看護師が確認したグループでは有意に投薬された患者数が減少した．このことから，看護師主導による併存疾患の確認の有用性が明らかとなった．

意義：本研究により，看護師による問診の有用性が証明され，RAの治療にも影響を与えることが証明された．

看護実践に向けたアドバイス

看護師の問診などから得られた情報は大変貴重であり，特に長期罹患患者における経過や治療歴，および患者がどれだけ日常生活に支障をきたしているかを確認することは，RAの診療にあたる医師にとっても重要な情報源となる．

文献
1）Aletaha D, et al：Ann Rhem Dis, 69：1580-1588, 2010
2）Smolen JS, et al：Ann Rheum Dis, 76：960-977, 2017

〈藏本伸生，藤井隆夫〉

④関節所見の取り方

- 関節の触診は関節リウマチ（RA）診療の基本である．疾患活動性，関節機能など病状の把握のみならず，患者とのコミュニケーションのためにも重要である．
- 腫脹のみならず，関節可動域，安定性，さらに下肢全体としてのアライメントにも注意して観察すべきである．

1 はじめに

- RAは多関節炎が主病態である．関節炎の身体所見として，関節腫脹，圧痛を観察することは，診断時，また治療中の疾患活動性の評価，すなわち治療反応性の評価の基本となる．
- また，関節機能は身体機能に直結し，これは心理的にも生活の質（QOL）にも大きな影響を及ぼす．したがって，関節機能を評価することも重要である．関節機能にとって，①可動性，②安定性，③無痛性が最も重要な点である．いずれが欠けても良好な関節機能は発揮されない．このことを念頭に置き，関節を観察する必要がある．

2 関節の基本構造

- 関節の基本構造も理解しておく必要がある．
- 関節は異なる骨と骨の運結部である．当然，連結の可動性の程度によって関節の機能が決定する．関節の安定性と可動性は，骨の形態，関節包や靭帯により得られる．靭帯は安定性，運動の方向を規定する．
- 例えば，股関節は骨性に安定する構造となっているのに対し，肩関節は筋，腱で安定性を得ているため，非常に広い可動域をもっている．逆に肩周囲の筋肉の拘縮で，容易に可動域は障害を受ける．

1）関節腫脹，圧痛のみかた

- 関節の触診は，日常診療上最も重要であり，関節の腫脹，圧痛の評価は同時に行う．図1のように，両手を使って行う．圧痛の評価は検者の爪先が白くなる程度とされるが，患者の疼痛の程度に合わせ，加減する必要がある．関節のどこに痛みがあるかも観察する．

- RAの関節腫脹は関節水腫と滑膜の増殖からなる．水腫は圧迫すれば逃げる感じで他方の指尖へ移動する．滑膜の増殖は，圧迫すれば弾力を感じる．関節超音波の所見と比較しながら触診を行うことにより，精度を上げることができる．変形性関節症でみられる，骨棘形成，関節包，靭帯の肥厚とは全く異なる．これらの触診では，上で述べた水腫，滑膜増殖と異なり，骨性の硬さを感じることになる．

2）関節可動域（ROM）のみかた

- 当然のことながら，関節の動く範囲（可動域）と身体機能，日常生活動作の困難度は深く関連している．どのような動きで痛みが生じるのか，可動域がどのように悪いので，日常生活動作がしにくくなっているのかということを意識して観察する必要がある．

- また，関節可動域は決められた表示法（日本整形外科学会・日

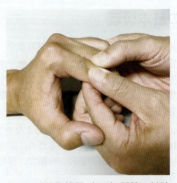

図1　近位指節間（PIP）関節の触診
両手で関節を支えるようにして行う．
関節水腫，滑膜肥厚を判断できるようにする．

本リハビリテーション医学会による制定）があるので，多職種での情報共有のためにも理解しておく必要がある．例として手関節の表現を示す（図2）．他の関節も成書で確認していただきたい．

- 手術を受けるRA患者，すなわち多関節障害をもつ患者で日常生活動作における困難が最小限となる関節可動域を検討してみると，肘関節については屈曲伸展120°程度，肩関節屈曲139°ほどの可動域が必要であることがわかった．肘はこの程度可動域がないと顔に手が届かない．肩関節可動域は多くの日常生活動作にかかわることから，特に重要である[1]．

3) 関節の安定性

- 安定性のない関節は著しく機能障害をきたす．不安定性を生じている関節への負担は関節破壊を増悪させる．安定を得るための装具療法なども適応となる．また，負担軽減のための生活指導も必要になる．
- 例えば，母指の指節間（IP）関節もしばしば不安定性が生じるが，固定装具を用いることからはじめ，装具が有効であれば手術治療も検討するということになる．

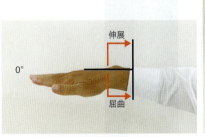
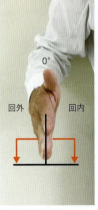

図2　手関節可動域の表示法
それぞれの関節で基準（0°）とする位置と，運動の方向の名称を覚える必要がある．

- 以上のように関節の安定性は治療介入に大きくかかわるので，重要な観察項目である．

4) アライメント

- さらに，1つの関節を1つの関節としてだけでみていては不十分である．
- 下肢全体としてみる必要もある．アライメントとは全体としてどのような配置となっているかを示す言葉である．下肢であれば，荷重がどのようにかかっているのかということでもある．
- 正常では，荷重軸は股関節の中心から，膝，足関節の中心まで一直線で結ばれる．図3に示すように膝が内反（O脚）変形となると，荷重軸は膝の中心から大きく内側を通る．外反（X脚）してくると反対に外側を通るようになる．足関節，足部にかかる負担も変わってくる．
- 足底の有痛性胼胝が生じている場合も，足趾の変形のみが原因でなく，距骨下関節や距踵関節の破壊により，踵骨や足関節が外反しているという場合も少なくない．足部だけの変形にとらわれていては，解決の手段を見誤ることになる．フットケアな

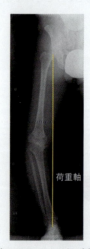

図3　下肢のアライメント（内反膝）
個々の関節を観察するとともに下肢全体，体全体として観察することも重要である．

どの処置の際には必ず念頭に置いて観察すべきである．
- どのような状態の靴を使っているかも重要である．踵などひどくすり減っていないかなども見ておくとよい．

看護師が知っておくべきエビデンス

● 関節可動域と身体機能の関係性[1]

Kojima T, et al：Mod Rheumatol, 28：474-481, 2018

多関節障害をもち手術を受けるRA患者を多施設で登録し，その主観的身体機能と，客観的数値（各関節の可動域）の関係を明らかにした．日常生活動作に困難を生じない各関節の可動域は，患者の身体機能を知る目安となり，リハビリテーション，手術の目標，限界を説明するうえでも重要である．

看護実践に向けたアドバイス

①薬物治療においても，手指の関節機能が自己注射などの治療デバイスの選択に影響を与える．また患者への自己注射指導にも手指，手関節機能の理解は重要である．

②特に，多関節に障害が及んでいる患者においては，関節の所見は，身体機能とともに治療にあたる多職種，チームで共有すべき事柄である．また，触診は，患者とのコミュニケーションをとるために有効な一手段でもある．日常のケアの一環として，心がけるべきものと考える．

文献
1) Kojima T, et al：Mod Rheumatol, 28：474-481, 2018

〈小嶋俊久〉

⑤ 検査
（血液 / 尿検査・関節液 / 病理検査・画像検査）

- 血液検査では炎症反応，自己抗体，マトリックスメタロプロテアーゼ3（MMP-3）などに留意する．腎障害を認めた場合は二次性アミロイドーシスや薬剤性腎障害の可能性を考慮する．
- 画像検査では単純X線検査，超音波（US）検査，MRI（magnetic resonance imaging）検査を用いることが多いが，おのおのの利点と限界を理解する．

1 血液 / 尿検査（表）

- 関節リウマチ（RA）は多発性，持続性，破壊性の関節滑膜炎を主要な病態とする自己免疫性リウマチ性疾患である．そのため血液検査としては炎症反応，自己抗体，滑膜炎を反映するバイオマーカーが指標となる．
- 炎症反応を反映する血液検査の指標としては赤血球沈降速度（赤沈，ESR）とC反応タンパク（CRP）が最も用いられ，活動期に上昇する．これらESRとCRPはRAの疾患活動性指標であるDAS28（disease activity score 28）やSDAI（simplified disease activity index）の1つのコンポーネントでもある．これ

表　RAにおける血液検査と尿検査

血液検査項目	意義
ESR・CRP	疾患活動性指標（DAS28やSDAI）に含まれる
ACPA（抗CCP抗体）	2010年 ACR/EULAR 分類基準に含まれる．RA特異性が高い
IgM-RF	2010年 ACR/EULAR 分類基準に含まれる．RA以外でも陽性になる
MMP-3	滑膜表層細胞から産生される．基質タンパク質を分解する
尿検査項目	意義
尿蛋白	二次性アミロイドーシスや薬剤性腎障害を考慮する

以外に活動期のRA患者では血清アミロイドAタンパク（SAA）高値，血小板増多，白血球増多，高ガンマグロブリン血症などを呈することが多い．

- RA血清中の代表的な自己抗体はシトルリン化されたさまざまなタンパク質・ペプチドに対する抗シトルリン化タンパク抗体（ACPA；抗CCP抗体）と，変性したIgGのFc部分に対するIgM型リウマトイド因子（IgM-RF）である．両抗体はRA診断においても非常に重要であり，2010年米国リウマチ学会（ACR）/欧州リウマチ学会（EULAR）分類基準でも自己抗体陽性ないし高力価に重きが置かれており[1, 2]，特にACPA（抗CCP抗体）は特異度が高い．また，日本リウマチ学会「関節リウマチ診療ガイドライン」[3]，ACRおよびEULARのRA治療に関するリコメンデーション[4-6]において，自己抗体陽性は共通して関節破壊の予後不良因子とされている．

- 滑膜炎を反映するものとしては，主に滑膜表層細胞から産生されるセリン・スレオニンタンパク分解酵素であり，軟骨などの基質タンパク質の分解に重要なMMP-3の血清濃度が活動期のRAでは上昇する．

- 尿検査ではしばしば顕微鏡的血尿，蛋白尿を認める．顕微鏡的血尿はRAそのものによって起こることもあるが，持続的蛋白尿や，血清クレアチニンやシスタチンCの上昇を認める場合は，二次性アミロイドーシスや薬剤性腎障害の可能性を考慮する．

2 関節液/病理検査

- 活動期のRAでは滑膜炎を反映し，しばしば関節液が貯留する．RAの関節液は黄色で時に混濁し，粘稠度は低下する．関節液中の白血球は増加するが，化膿性関節炎と比較すると中等度の上昇であるため，変形性関節症などの炎症をほとんど認めない疾患との鑑別には参考となるが，RA関節液に特異的な所見はない．

- 正常滑膜組織は1〜2層の滑膜表層細胞からなるが，RA滑膜組織では絨毛状に多層化するまで増殖を示す．滑膜表層細胞下では血管新生による毛細血管の増生を認め，増生した毛細血管周囲にはCD4陽性T細胞を中心に，B細胞や形質細胞などが浸潤し，しばしばリンパ濾胞の形成も認め，炎症性肉芽組織"パン

ヌス（pannus）"と呼ばれる．ここから上述のMMP-3などのタンパク分解酵素が産生される．また，パンヌスが関節内の軟骨に覆われていない骨の部分（bare area）から関節を破壊し，「3 画像検査」の項で述べる骨びらんと関節裂隙狭小化が惹起される．このようにRA滑膜炎は血管新生を伴う炎症で，RAに特異的な所見はないが，この滑膜増殖と血管新生はRAを支持する画像所見として，関節USや関節MRIで重要視される．

3 画像検査（図）

- RAは手，手指，足，足趾を中心とする多発関節炎であり，画像検査での関節傷害の有無と程度の把握は重要である．RAの診療で用いられる画像検査としては単純X線，US，MRI，CT（computed tomography），PET（positron emission tomography）などがあり，それらの活用はEULARによるRA画像診断の活用法に関するリコメンデーション[7]で述べられているが，ここでは用いる機会が多い単純X線，US，MRIについて述べる．

1) 単純X線検査

- RAは早期診断と早期治療の概念が浸透し，以前と比べると単純X線で明らかな変化を呈する症例は減少したが，単純X線検査はRAの基本的画像検査法であり，臨床治験においてもゴールドスタンダードである．

- 単純X線検査では骨びらんと関節裂隙狭小化が最も重要な所見であり，これら（特に骨びらん）を好発部位に認めることはRA診断の大きな根拠となる[1,2]．両側の手，手指，足，足趾の関節における骨びらんと関節裂隙狭小化をスコアリングし，単純X線検査での関節傷害の進行を評価する手法はいくつかあるが，Sharp/van der Heijde法が臨床治験などでは最も用いられている．

- これら以外では罹患関節周囲の骨量低下（傍関節性骨粗鬆症）や変形〔スワンネック変形（swan-neck deformity）やボタン穴変形（boutonniere deformity）など〕などが検出される．

2) 関節US検査

- 関節US検査は観察したい関節を感度よく低コストで客観的に評価できるため，急速に普及しつつある．関節USでは滑膜増殖（肥厚）をグレースケール（GS），血管新生をパワードプラ

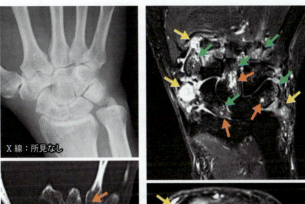
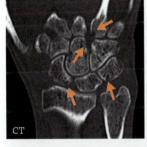
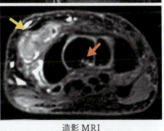
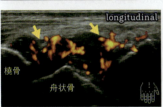
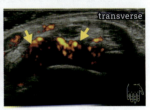

| ← 滑膜炎 | ← 骨髄浮腫 | ← 骨びらん |

図 早期RA患者の単純X線・US・MRI・CT画像

(PD) で評価するのが一般的で、これらは身体診察で認める関節炎よりも鋭敏に、関節滑膜炎を検出しうるため、RAの早期診断や抗リウマチ薬の薬効評価に用いられる。例えば、早期診断では身体診察で関節炎を認めなくても関節USでは炎症が検出されたり、薬効評価では身体診察で関節炎が消失しても関節

USでは炎症が残っていることを,しばしば経験する.
- GSとPDはおのおのの関節で半定量的に0-3のスコアをつけ,このスコアが高いとRA関節滑膜炎の診断確度は上昇するが,「2 関節液/病理検査」の項で述べたように,GSとPDの変化を反映する滑膜増殖と血管新生はRA関節滑膜炎に特異的な所見ではないので,他疾患を総合的に鑑別することが必要である.腱鞘滑膜炎も同様にGSとPDで半定量的に評価されており,骨びらんも単純X線検査より高感度に検出される.最近,EULARから関節USを用いた診療アルゴリズムが提唱されている[8].

3) 関節MRI検査

- 関節MRI検査もUSと同様に関節滑膜炎,腱鞘滑膜炎,骨びらんを鋭敏に検出可能である.USでは骨の内部変化はわからないが,MRIでは骨内部の炎症を骨髄浮腫(もしくは骨炎)として検出できる.MRIでの骨髄浮腫(もしくは骨炎)の陽性率は関節滑膜炎よりは低いが,陽性時におけるその後の関節破壊におけるリスクは関節滑膜炎より高く,重要な所見である.
- MRIは造影剤を用いる造影MRIとそれを用いない非造影(単純)MRIの2種類の検査法があるが,関節滑膜炎と腱鞘滑膜炎を正確に評価するには造影MRI検査が推奨される.骨髄浮腫と骨びらんは非造影(単純)MRIで十分に評価可能である.かなり煩雑であるが,Outcome Measures for Arthritis Clinical Trials(OMERACT)が考案したRheumatoid Arthritis Magnetic Resonance Imaging Score(RAMRIS)による関節滑膜炎,腱鞘滑膜炎,骨髄浮腫,骨びらんをおのおのの関節で半定量的にスコアリングしたものがあり,臨床試験の評価に用いられている.

看護師が知っておくべきエビデンス

● 2010年 ACR/EULAR RA分類基準 [1, 2)]

Aletaha D, et al:Ann Rheum Dis, 69:1580-1588, 2010
Aletaha D, et al:Arthritis Rheum, 62:2569-2581, 2010

RAの臨床分類基準で,項目から単純X線検査がなくなり,以前の1987年基準と比較して早期症例もRAと分類可能となった.臨床的に腫脹関節(臨床的滑膜炎)があり,かつ,それをきた

すRA以外の疾患がないことが前提となるが，10点からなるスコアリングでRAを分類するもので，RA診療の基本となる．

● RA画像診断の活用法に関するEULARリコメンデーション[7]

Colebatch AN, et al：Ann Rheum Dis, 72：804-814, 2013

単純X線，US，MRI，CT，PETのエビデンスがまとめられており，関節病変の意義とその予後を考えるのに有用である．

看護実践に向けたアドバイス

RAに認められやすい血液検査所見，尿検査所見，画像所見を理解する．RAの臨床診断はこれらの組み合わせでなされるが，関節USと関節MRIを用いると，より早期のRAを分類・診断できる可能性がある．

文献

1) Aletaha D, et al.：Ann Rheum Dis, 69：1580-1588, 2010
2) Aletaha D, et al：Arthritis Rheum, 62：2569-2581, 2010
3)「関節リウマチ診療ガイドライン2014」（日本リウマチ学会/編），メディカルレビュー社，2014
4) Singh JA, et al：Arthritis Care Res, 64：625-639, 2012
5) Singh JA, et al：Arthritis Rheumatol, 68：1-26, 2016
6) Smolen JS, et al：Ann Rheum Dis, 76：960-977, 2017
7) Colebatch AN, et al：Ann Rheum Dis, 72：804-814, 2013
8) D'Agostino MA, et al：Ann Rheum Dis, 75：1902-1908, 2016

〈住吉玲美，川上 純〉

①ガイドラインにおける治療の流れ

- 関節リウマチ（RA）と診断後すみやかに治療を開始することが原則である．
- 治療目標は臨床的寛解，または代替として低疾患活動性であり，それを目指して3〜6カ月ごとに治療を調整する．

1 治療の原則

- RAは，自己免疫反応を基盤にした慢性破壊性関節炎を主体とする疾患である．診断後すみやかな治療開始が原則．
- 早期治療は遅延した場合に比して効果が高いことから，発症早期はwindow of opportunityと呼ばれ，積極的な治療介入が望ましいと考えられている．
- RAのトータルマネジメントは，疾患や治療ゴールの理解，患者と医師・医療スタッフの信頼関係，同意にもとづく意思決定などを意味する基礎療法と，その上に立つ薬物療法，リハビリテーション，手術療法，ケアの4本柱で構成される（図1）．
- 具体的な治療方法は，日本リウマチ学会から発行されている診療ガイドライン[1]で薬剤を含めたさまざまな治療法のエビデンスと推奨度が紹介されており，参考にする．

2 T2T (Treat to Target)

- 具体的な"ターゲット"を目標とした治療調整が予後を改善するという治療戦略で，高血圧における血圧，糖尿病におけるHbA1cなどと同様の概念（図2）．
- RAのターゲットはDAS28（disease activity score 28），CDAI（clinical disease activity index）などの総合的疾患活動性指標における臨床的寛解（DAS28＜2.6，CDAI≦2.8）である．
- 臨床的寛解が困難な場合は，代替目標として低疾患活動性（DAS28≦3.2，CDAI≦10）を目指す．

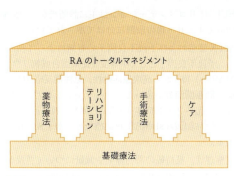

図1 RAのトータルマネジメント

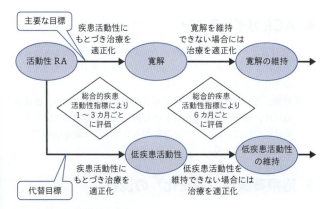

図2 RAにおけるT2T戦略
文献2より引用

- 治療ターゲット到達までは1〜3カ月ごとに治療を見直し，ターゲット到達後は6カ月ごとに評価して治療を調整する．

3 EULARリコメンデーション

- 世界的ガイドラインとして，欧州リウマチ学会（EULAR）リコメンデーション[3]と米国リウマチ学会（ACR）ガイドライン[4]があり，参考にされている．

- EULAR リコメンデーションは主に診断後からの治療の流れが，Phase Ⅰ・Ⅱ・Ⅲの段階に分けて示されている．
- MTX禁忌および予後不良因子の有無によって初期治療が異なる．予後不良因子として中等度〔従来型合成抗リウマチ薬（csDMARDs）後〕から高疾患活動性，急性期反応（CRPやESR）高値，腫脹関節数が多いこと，リウマトイド因子（RF）/抗シトルリン化ペプチド抗体（ACPA）陽性（特に高力価），早期びらん，2つ以上のcsDMARDs治療失敗，が予後不良因子とされている．
- 寛解達成，維持後の薬物休薬や減量について言及がある．現時点では，休薬後は再燃率が高く，減量が現実的なプランとされている．

4 ACRガイドライン

- ACRガイドラインは，診断からの期間が6カ月未満か6カ月以上かによってearly RAとestablished RAに患者を分類して，治療アルゴリズムを分けている．
- 結核，うっ血性心不全，ウイルス性肝炎（B型，C型），悪性腫瘍既往，重篤感染症既往などの合併症を有する患者に関する治療法について，低エビデンスながらも具体的に踏み込んでいることが特徴である．

5 治療薬調整（適正化）の流れ

- いずれのガイドラインにおいても，RAと診断後すみやかな治療が推奨される．MTX禁忌がなければMTXを中心に，MTX禁忌があればMTX以外の抗リウマチ薬で治療を開始する．
- 寛解を目標にMTX増量，抗リウマチ薬追加など微調整し，治療開始後3〜6カ月で目標に達成しない場合には，生物学的製剤やヤヌスキナーゼ（JAK）阻害薬の追加が検討される．その後，同様に評価しながら，薬剤変更，追加を行う．
- 初期治療時は，早期の寛解達成を目指して短期的にステロイドを併用することもあるが，賛否両論ある．
- 寛解達成後は，まずステロイドを中止した後，抗リウマチ薬休

薬・減量を検討する．生物学的製剤は，超早期患者で持続的に深い寛解（DAS28 ≦ 2.2 など）が維持できている際に休薬可能かもしれないが，投与量減量・投与間隔延長が選択される傾向がある．合成抗リウマチ薬（sDMARDs）中止に関してはエビデンスに乏しく，現時点では慎重さが求められる．

文献
1) 「関節リウマチ診療ガイドライン 2014」（日本リウマチ学会/編），メディカルレビュー社，2014
2) Smolen JS, et al：Ann Rheum Dis, 75：3-15, 2016
3) Smolen JS, et al：Ann Rheum Dis, 76：960-977, 2017
4) Singh JA, et al：Arthritis Rheumatol, 68：1-26, 2016

〈金子祐子，竹内　勤〉

②薬物治療　総論

- 治療の中心は抗リウマチ薬である.
- 関節リウマチ治療では鎮痛薬, ステロイドは補助的役割であり, 必要時には有効性安全性を熟知のうえで使用する.

1 治療薬の種類

- 大きく鎮痛薬, ステロイド, 疾患修飾性抗リウマチ薬（DMARDs）に分類される.
- DMARDsは, 合成抗リウマチ薬（sDMARDs）と生物学的製剤（bDMARDs）に大別される.
- sDMARDsは, さらに従来型（csDMARDs）と分子標的型（tsDMARDs）に分類される. 日本では, sDMARDsを免疫調整薬と免疫抑制薬に分類することが多い.
- 生物学的製剤は先行バイオ医薬品（オリジナル：boDMARDs）とバイオ後続品（バイオシミラー：bsDMARDs）に分類される.

1）鎮痛薬

- 鎮痛薬は, 非ステロイド性抗炎症薬（NSAIDs）が主に用いられる.
- 速効性, 効果の持続時間, 副作用など薬剤によって特徴がある.
- 内服だけでなく, 貼付剤, 軟膏・クリーム・ゲル・ローション剤, 坐剤, 注射剤などの剤形がある.
- 抗リウマチ薬が奏効するまでの関節炎に起因する痛みや, 関節炎軽快後に変形した関節や負担がかかる関節で残存する痛みに, 対症療法として用いられる.
- 最近はアセトアミノフェン, 非麻薬性オピオイド, 神経障害性疼痛治療薬などが補助的に用いられることもある.

2) ステロイド

- 強力な抗炎症作用と免疫抑制作用を有するが，全身性の多彩な副作用のリスクがあるため，補助的使用に限られる．

3) 合成抗リウマチ薬

- 低分子の化合物であり，原則経口薬である．
- 日本では，伝統的にsDMARDsを免疫調整薬と免疫抑制薬に分類している．
- 免疫調整薬には，海外では一般的でない薬剤もある．エビデンスは乏しいが，経験的に奏効例が知られており，MTX禁忌患者やMTXが使用しにくい合併症を有する患者，MTXに効果不十分例への追加などとして今でも使用される．
- アンカードラッグであるMTXは免疫抑制薬に分類される．
- tsDMARDsは現時点ではJAK阻害薬がある．
- 多くは肝代謝または腎排泄のため，肝障害や腎機能低下のある患者には用量減量などの注意が必要である．

4) 生物学的製剤

- 生物によって作製された薬剤の総称．
- 高分子で消化管から吸収されないため，静脈注射や皮下注射の形で用いられる．
- 安全性は確立されつつあるが，感染症や各薬剤固有の副作用には注意が必要である．

〈金子祐子〉

③薬物療法 ステロイド・鎮痛薬
（非ステロイド性抗炎症薬含む）

- 関節リウマチ（RA）治療では抗リウマチ薬全盛の時代だが，ステロイドと鎮痛薬の役割は終わっていない．
- ステロイドは，抗リウマチ薬に併用すると関節破壊阻害効果を増すが，多様な副作用には十分な注意が必要である．
- 鎮痛薬にはさまざまな種類があり，症状や疼痛の程度によって使い分ける必要がある．
- 副作用も鎮痛薬の種類によってそれぞれ特徴がある．

1 はじめに

- RA薬物療法の中心は抗リウマチ薬であるが，グルココルチコイド（glucocorticoid，ステロイド），および非ステロイド性抗炎症薬（NSAIDs）を含めた鎮痛薬は，現在もなお臨床現場で多用されている．本項では，これらの種類と作用機序，有効性，副作用についてまとめ，RAにおける使い方について解説する．

2 ステロイド

1) 種類と作用機序

- ステロイドとは，副腎皮質から分泌されるコルチゾールと，それを化学的に修飾して合成した種々のホルモンの総称で，プレドニゾロン（PSL）が最も使われている[1]．ステロイドは細胞質で特異的受容体と結合すると，ステロイドと受容体の複合体が活性化して核内に移行する．核内ではさまざまな遺伝子の転写を促進または抑制することにより，強力な抗炎症作用と免疫抑制作用を発揮する[1]．一方で，ステロイドの多様な副作用もこの広範な作用機序によって生じている．

2) 有効性のエビデンス

- ステロイドの抗炎症効果はきわめて強力であり，早期例のみならず，活動性を有するRA患者では関節症状を明らかに軽減す

る．さらに，あくまで抗リウマチ薬と併用ではあるが，すでに複数の臨床試験により，ステロイドは関節破壊阻害効果を有することが証明されている[2]．そのため，日米欧すべてのガイドラインの治療アルゴリズムでは，ステロイドが紹介されている．

3) 副作用と対策

- ステロイドの副作用は用量依存性，かつ多様であり（表1）[1]，最も有効な副作用対策はステロイドを使わないことである．また，常に必要性や用量調節を考慮することが大切である．
- 低用量であっても，長期間のステロイド治療はすべての感染症合併リスクを増加させる．なお，感染予防のワクチン接種は有用だが，生ワクチンは疾患発症リスクがあるため，添付文書上は禁忌である．
- ステロイド性骨粗鬆症は骨吸収亢進と骨形成抑制作用によって引き起こされ，PSL換算5 mg/日以上では用量依存性に骨折リスクが増加する．わが国のステロイド性骨粗鬆症のガイドライン[3]には，ビスホスホネート製剤などが推奨されている．
- 下垂体-副腎機能の抑制はよく知られた副作用であるが，RAで通常行われる低用量治療では副腎萎縮にいたるような重症例はほとんどない．ただ，わずかなステロイド減量でもRA活動性が再燃することがあるため，数週間にわたる減量・中止が実際的である．

4) RAにおける使い方

- RA治療の第一選択薬は抗リウマチ薬である．その原則のうえで，症状が強い例などに対して，少量・短期間を原則としてステロイドを使用する．
- 一方，妊婦，高齢者，重症臓器障害を有する患者などで抗リウマチ薬が十分に使えない例では，ステロイドの有用性が高い可能性がある．
- いずれも，常に患者とのコミュニケーションをはかりつつ，減量・中止を意識することが大切である．

表1 ステロイドの副作用

- ●特に注意すべき副作用（高頻度かつ重症化）
  - 感染症（全身性および局所）の誘発・増悪
  - 骨粗鬆症・骨折，幼児・小児の発育抑制，骨頭無菌性壊死
  - 動脈硬化病変（心筋梗塞，脳梗塞，動脈瘤，血栓症）
  - 副腎不全，ステロイド離脱症候群
  - 消化管障害（食道・胃・腸管からの出血，潰瘍，穿孔，閉塞）
  - 糖尿病の誘発・増悪
  - 精神神経障害（精神変調，うつ状態，痙攣）

- ●他の注意すべき副作用
  - 生ワクチン*による発症
  - 不活化ワクチンの効果減弱
  - 白内障，緑内障，視力障害，失明
  - 中心性漿液性網脈絡膜症，多発性後極部網膜色素上皮症
  - 高血圧，浮腫，うっ血性心不全，不整脈，循環性虚脱
  - 脂質異常症
  - 低カリウム血症
  - 尿路結石，尿中カルシウム排泄増加
  - ミオパチー，腱断裂，ムチランス関節症
  - 膵炎，肝機能障害

- ●高頻度の軽症副作用
  - 異常脂肪沈着（中心性肥満，満月様顔貌，野牛肩，眼球突出）
  - 痤瘡，多毛，皮膚線条，皮膚萎縮，皮下出血，発汗異常
  - 月経異常（周期異常，無月経，過多・過少月経）
  - 白血球増加

- ●まれな報告例・因果関係不詳の副作用
  - アナフィラキシー様反応，過敏症
  - カポジ肉腫
  - 気管支喘息，喘息発作
  - ショック，心破裂，心停止
  - 頭蓋内圧亢進，硬膜外脂肪腫

*麻疹・風疹・水痘・流行性耳下腺炎・ロタ・BCG.
文献1より引用

3 鎮痛薬（NSAIDsを含む）

1）種類と作用機序

- RAは炎症症状のみならず，関節の変形などによっても疼痛が生じるため，鎮痛薬が必要である．慢性疼痛に対する鎮痛薬には作用機序が異なるさまざまな薬物が含まれる（表2）[4]．

表2 慢性疼痛に使用される鎮痛薬

- アセトアミノフェン

- 非ステロイド性抗炎症薬
    外用剤(テープなど)
    アスピリンおよび類似薬
    選択的シクロオキシゲナーゼ-2阻害薬

- オピオイド
    非麻薬:トラマドール(単剤・配合剤)
          ブプレノルフィン(テープ)
    麻　薬:フェンタニル(パッチ・テープ)

- ステロイド関節内注射

- その他
    神経障害性疼痛緩和薬(プレガバリン)
    抗けいれん薬(カルバマゼピン*)
    抗うつ薬(SNRI デュロキセチン[#], アミトリプチリン[##])

適応症:＊三叉神経痛(適応外使用:神経障害性疼痛);[#]糖尿病性神経障害性疼痛, 線維筋痛症, 慢性腰痛症;[##]末梢性神経障害性疼痛.
文献4より引用

- アセトアミノフェン(AAP)には抗炎症作用がほとんどなく、中枢などに直接作用して鎮痛効果を発揮する。一方、NSAIDsはシクロオキシゲナーゼ(COX)抑制作用を有する抗炎症薬の総称である。COXには常に発現するCOX-1と、炎症刺激で著増するCOX-2があり、選択的COX-2阻害薬は後者に特異的に作用する。他の鎮痛薬の作用機序については他誌[1]を参照されたい。

2) 有効性のエビデンス

- NSAIDs外用剤とAAPにはRAの軽度の疼痛に対する改善効果がみられる。NSAIDs内服薬の鎮痛効果のエビデンスは十分であるが、関節破壊阻害効果は証明されない。

- オピオイドの鎮痛効果は強力であるが、わが国ではRAは直接の適応症ではない。一方、米国ではRA患者の約40%に何らかのオピオイドが処方されており、乱用も問題になっている。疼痛の訴えによっては考慮すべきだが、できるだけ非麻薬性オピオイドに限るのがよい。

- これらに加え、ステロイドの関節内注射、抗てんかん薬、抗うつ薬、神経障害性疼痛治療薬などが鎮痛薬として使われている。いずれも患者の症状によって使い分けている。

表3 慢性疼痛治療薬の主な副作用と使用上の注意

- アセトアミノフェン:
  - 高用量で肝障害(ときに肝不全)
  - 2 g/日以上の投与にNSAIDs併用で消化管障害
  - 妊婦とアスピリン喘息でも一般には安全だが,高用量はリスクあり
  - 薬局の市販薬(OTC)にも多く含まれており,過量投与には特に注意

- NSAIDs:
  - 消化管障害は重症化することがあり,特に注意
  - 腎障害,浮腫,高血圧も少なくない
  - 心血管系障害(選択的COX-2阻害薬含む全てのNSAIDs)
  - 出血傾向,アスピリン喘息の誘発
  - 妊娠後期には胎児の動脈管閉塞による胎児死亡

- オピオイド:
  - 便秘,悪心・嘔吐,睡眠障害(眠気・ときに不眠),めまい,食欲不振
  - 依存症,嗜癖,過量投与で呼吸抑制
  - 妊婦投与により新生児に離脱症状の可能性

- その他の鎮痛薬:
  - プレガバリン(体重増加,末梢性浮腫,便秘,悪心,嘔吐,傾眠,頭痛,視力障害)
  - カルバマゼピン(血液障害,皮膚粘膜眼症候群,眠気,めまい,脱力,口渇,複視)
  - デュロキセチン(便秘,口渇,尿閉,めまい,性機能障害,消化器症状,血圧上昇,動悸,頭痛,高血糖)

文献4より引用

3) 副作用と対策

表3には,種々の鎮痛薬の副作用と使用上の注意点をまとめた[4].臨床現場では,これらの特徴を十分に把握して使用すべきである.

4) RAにおける使い方

鎮痛薬はあくまで対症療法であるという原則に立って,漫然とした継続投与は避けることが望ましい.また,それぞれの薬剤の添付文書上の適応症が異なることも留意する.

看護実践に向けたアドバイス

抗リウマチ薬全盛の時代であっても,RAの薬物療法におけるステロイドや鎮痛薬の役割は決して終わっていない.これらの

薬物の有用性と限界を十分に理解し，RA患者の生活の質（QOL）向上をサポートしていただきたい．

文献
1) 「今日の治療薬2019 解説と便覧」（浦部晶夫，他/編），南江堂，2019
2) Graudal N & Jürgens G：Arthritis Rheum, 62：2852-2863, 2010
3) Suzuki Y, et al：J Bone Miner Metab, 32：337-350, 2014
4) 川合眞一：ステロイドと鎮痛薬．「最新醫學別冊 診断と治療のABC 126 関節リウマチ」（山本一彦/編），pp135-145, 最新医学社，2017

〈川合眞一〉

④薬物治療 従来型合成抗リウマチ薬（免疫調整薬・免疫抑制薬）

- 従来型合成抗リウマチ薬（csDMARDs）は関節リウマチ（RA）の治療の最も基本的な薬剤で，生物学的製剤との併用効果を有している．
- 日常臨床では，csDMARDs各薬剤の有効性に加え，副作用を中心とした各薬剤の特徴をよく理解しておく必要がある．
- リスク・ベネフィット，患者の意見やコストを考慮し，注意深く観察しながら，いかに安全で有効な薬剤の使用を進めるかが日常臨床での最も重要な点である．

1 csDMARDsの基本的な考え方と注意点

- 治療前には，アレルギー歴，内服歴，既往歴，肝腎機能評価，間質性肺炎，合併症の有無の確認が最も大切で，不用意な副作用を減らすことができる．
- 使用禁忌がなければまずMTXの単剤から開始し，MTXが禁忌や合併症で使用できない場合は，他の抗リウマチ薬から単剤で開始する[1]．
- MTXを含む免疫抑制薬を使用する場合は，B型・C型肝炎検査，結核の治療歴や家族歴，胸部X線に加えて，ツベルクリン反応や抗原特異的インターフェロン-γ遊離検査（IGRA）（T-スポット®*TB*，クォンティフェロン®TBゴールド）を必ず行う．
- 単剤で効果十分でない場合は他剤を併用するが，多剤併用で効果が増強する反面，副作用も増加することを念頭に置いて患者の訴えに耳を傾ける．この意味では，各種薬剤の特徴的な副作用や代謝経路（肝代謝か腎代謝か）などの特徴を知っておくことが，安全性の高い治療法への実践につながる（表）．
- 薬物の治療効果発現は，通常1～2カ月以上の時間がかかるため，この間関節痛を減弱させる薬剤の併用は欠かせない．効果発現が遅いことを丁寧に説明することと鎮痛薬による痛み軽減が，アドヒアランス向上につながる．

- 効果のある患者とない患者が存在し，個人差があることへの患者の理解を深める．効果のある患者でも長期使用で効果が減弱する（エスケープ現象：サラゾスルファピリジンやブシラミンで2～3年，MTXで5年前後）ことがある．

2 csDMARDsの特徴とピットホール[2]（表）

- csDMARDsには，大きく分けると免疫調整薬と免疫抑制薬の2種類がある．
- 免疫調整薬は正常の免疫機能には影響せずに異常な免疫機能を正常化する薬剤で，免疫抑制薬は免疫系の活動を抑制ないし阻害する薬剤である．

1) 免疫抑制薬系のcsDMARDs

MTX（リウマトレックス®）

- 経口の抗リウマチ薬のなかで第一選択薬的位置づけの薬剤で，生物学的製剤との併用での有効性が最も高い．
- 週1～2日内服するためアドヒアランスが悪く，特に高齢者での過量または過少投与や脱水症による血液中の薬物濃度の上昇に注意する．
- 副作用として，口内炎，腹部不快感，肝機能障害，骨髄抑制などがあり，特に間質性肺炎の乾性咳嗽を見逃さない．
- 副作用を軽減する薬剤として葉酸があり，投与は必須である．

タクロリムス水和物（プログラフ®）

- 臓器移植でも使用される薬剤で，3 mg/日の用量であれば，サラゾスルファピリジンと同等の効果がある．
- 1 mg/日前後の少量で他の薬剤耐性を軽減させ，薬剤の効果を上げる作用がある．
- 副作用として，腎機能障害，高血圧，耐糖能異常がある．

レフルノミド（アラバ®）

- 効果発現は早く強い効果があるが，日本人には副作用が多く，間質性肺炎の新規発症や増悪が報告されており，慎重に投与を検討する必要がある．
- 使用する場合は，10 mg/日の少量から開始し，20 mg/日まで

表 csDMARDsの種類と特徴

	薬剤	主な特徴	特徴的な副作用*
免疫抑制薬	MTX	疾患活動性の高い患者に推奨される第一選択薬．使用頻度が最も高い	口内炎，腹部不快感，肝機能障害，間質性肺炎（重症例あり），骨髄抑制など
	タクロリムス	3 mg/日で，サラゾスルファピリジンと同等の効果 他剤との少量の併用での有用性が高い	腎機能障害，高血圧，耐糖能異常
	レフルノミド	有効性は高いが，日本人には副作用が多い 10～20 mg/日程度での使用が望まれる	皮疹，肝障害，間質性肺炎（重症例あり）
	ミゾリビン	効果はマイルドであるが，副作用が少ない	高尿酸血症など
免疫調整薬	ブシラミン	用量依存的に比較的高い効果が認められるが，高用量で副作用に注意が必要である	蛋白尿は主な注意すべき副作用．他に，間質性肺炎，黄色爪，味覚障害など
	サラゾスルファピリジン	比較的早期で軽症～中等症の症例が適応と考えられ，感染症は少ない	皮疹，肝障害，下痢，骨髄抑制
	イグラチモド	サラゾスルファピリジンと同程度の効果であるが，MTXとの併用で有効性が示されている	肝障害，腹部不快感．ワルファリンの併用は禁忌
	金チオリンゴ酸ナトリウム	骨破壊抑制効果があるが，効果発現は遅い．感染症合併例にも使用できる	皮疹，口内炎，蛋白尿，間質性肺炎，骨髄抑制など

* csDMARDsに共通する副作用として，皮疹，消化管障害がある．

の増量を考慮する．

- 血中半減期は16日と長く，副作用発現時にはコレスチラミン無水物（クエストラン®8 g, 1日3回17日間）を投与して，腸管循環を遮断し排泄を促す必要がある．

ミゾリビン（ブレディニン®）

- 効果はマイルドであるが副作用は出現頻度が少なく，重篤なものも少ないため安全性は高い．
- 特有の副作用として高尿酸血症がある．

2) 免疫調整薬系の csDMARDs

ブシラミン（リマチル®）
- 用量依存的に効果が認められ，MTX との併用で効果が期待できる．
- 通常 100～200 mg/日程度で使用し，特徴的な副作用として，蛋白尿が出現するため，尿検査を定期的に行う．稀に，黄色爪や味覚障害などが生じる．

サラゾスルファピリジン（アザルフィジン® EN）
- 日本での承認用量は 1 g/日と低用量であるため，効果はマイルドである．
- 気管支喘息患者には禁忌で，副作用として皮疹，肝障害，骨髄抑制などがあるが感染症のリスクは少ない．
- 尿，涙などの排泄物が褐色になるが，臨床上問題はないことを説明する．

イグラチモド（ケアラム®）
- サラゾスルファピリジンと同等の有効性があり，鎮痛効果も期待できる．
- MTX との併用において有用性の高い薬剤である．
- ワルファリンとの併用は禁忌であり，出血傾向が増強する．

金チオリンゴ酸ナトリウム（シオゾール®）
- 古くからある抗リウマチ薬で，骨破壊抑制などの有効性のエビデンスは存在するが，効果発現が遅い．
- もともと感染性心内膜炎や抗結核薬として使用されており，多剤不耐の感染症併存などの際には依然として選択肢の1つとなりうる．

看護師が知っておくべきエビデンス

csDMARDs 治療の基本的な考え方として，「関節リウマチ診療ガイドライン 2014」[1] の治療戦略（図）を理解しておくことが必要である．RA の最初の薬物治療として，診断がつけばできるだけ早く csDMARD の開始を検討する．早期治療が関節破壊の進行を止める重要な要素である．

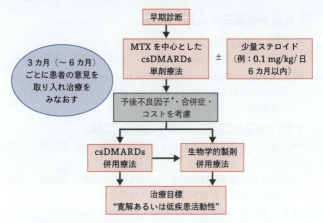

図 「関節リウマチ診療ガイドライン」[1] からみた csDMARDs による治療戦略
*予後不良因子：リウマトイド因子/抗CCP抗体陽性で特に高値，非常に疾患活動性が高い，早期からの関節破壊．

看護実践に向けたアドバイス

① 各薬剤の効果発現には時間がかかるため，早期に効果が感じられなくても一定期間内服が必要であることと，パンフレットなどを利用し副作用をわかりやすく怖がらせないように説明する．

② 副作用が出現した場合はまず薬剤を中止し，症状が悪化する場合や心配な場合は早期に連絡させ，必要であれば受診させる．

③ MTXは内服アドヒアランスが低いため，特に高齢者では薬カレンダーポケットやボックスを利用し，家族，訪問介護のメディカルスタッフにも内服間違いのないように注意してもらうように指導する．

文献
1) 「関節リウマチ診療ガイドライン2014」（日本リウマチ学会/編），メディカルレビュー社，2014
2) 川人 豊：生物学的製剤を含めた抗リウマチ薬の使用法．「関節リウマチの最新薬物療法―新分類基準・新寛解基準に準拠して―」，pp112-135, 医学と看護社，2012

〈川人 豊〉

⑤薬物治療 生物学的製剤

- 生物学的製剤は理論的には十分量の投与が可能で，それにより高い有効性が期待できる．
- 生物学的製剤の投与は点滴静注または皮下注射で行われ，投与時反応あるいは投与部位反応（いずれも多くはアレルギー反応）がそれぞれ生じることがある．
- 生物学的製剤の有害事象として最も重要なのは感染症，特に呼吸器感染症であり，リスク要因は高齢，既存の肺合併症，副腎皮質ステロイド併用が製剤を問わずに共通している．
- バイオシミラー製剤は同等性が検証されているが，個々の患者においては有効性や安全性が異なる可能性がある．

1 生物学的製剤とは？

- 生物学的製剤は化学的に合成した薬剤（化合物）と異なり，生物から産生される物質（タンパク質）を治療薬として応用したものである．
- 抗体製剤なら分子量約15万Daの糖タンパク（ゴルジ体で糖鎖修飾を受けたタンパク）であり，細胞膜を透過しないことから作用部位は細胞の外または細胞表面である（表1）．この点が分子量500Da前後であり，細胞膜を透過して細胞内で作用できる低分子化合物〔MTXやヤヌスキナーゼ（JAK）阻害薬〕とは大きく異なる．

表1 低分子化合物と生物学的製剤の比較

	低分子化合物 （多くは分子量が500Da前後）	生物学的製剤 （抗体製剤なら分子量約15万Da）
作用部位	主に細胞内	細胞外・表面
選択特異性	（比較的）低い	非常に高い
投与量	強い制限	十分量が可能
後続品	ジェネリック医薬品	バイオシミラー製剤

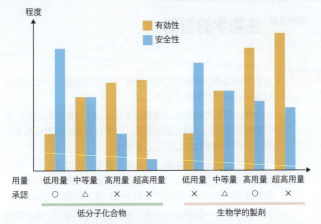

図1 低分子化合物と生物学的製剤の用量特性（製剤により異なるためイメージ図）

- さらに生物学的製剤の標的分子に対する選択特異性は非常に高く，他の分子との結合は無視できるレベルである[1].
- これらの特徴により，生物学的製剤はヒト臨床においてもノックアウト動物に類似したレベルまで標的分子を十分に制御することが可能で，このことは分子標的薬といえども低分子化合物では安全性の観点から不可能である（図1）．生物学的製剤はこうして十分量投与における驚異的に優れたリスク・ベネフィットバランスを示したことにより，関節リウマチ（RA）治療にパラダイムシフトをもたらした．

2 生物学的製剤はどのように作用するか？

- RA治療薬として承認されている生物学的製剤のほとんどがサイトカイン阻害薬である．サイトカインは免疫関連細胞から産生される生理活性物質の総称で，受容体を介して微量（pg〜ng/mL）で主に産生された局所で作用する．
- サイトカインの作用を生物学的製剤で阻害する方法として，本来結合する受容体（<u>r</u>eceptor）を「おとり」として利用する場合と，モノクローナル抗体（<u>m</u>onoclonal <u>a</u>nti<u>b</u>ody）あるいは

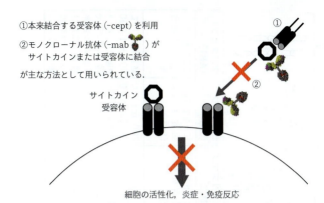

① 本来結合する受容体 (-cept) を利用
② モノクローナル抗体 (-mab) がサイトカインまたは受容体に結合

が主な方法として用いられている.

サイトカイン受容体

細胞の活性化, 炎症・免疫反応

図2 サイトカインを標的とした生物学的製剤の作用機序

その一部の構造を利用する場合がある (図2). 後者にはサイトカイン自体に結合・阻害する抗体と, サイトカイン受容体に結合・阻害する抗体がある. これらによって, サイトカインが本来結合すべき細胞表面の受容体に結合できず, その結果として細胞の活性化が阻害される.

3 生物学的製剤にはどんな種類があるか?

- 腫瘍壊死因子 (TNF) を標的とした抗体製剤として, キメラ型 (Fab 部位が異種動物のアミノ酸配列) 抗体製剤であるインフリキシマブ (IFX), ヒト化 (相補性決定領域のみ異種動物のアミノ酸配列) 抗体製剤であるセルトリズマブ ペゴル (CZP), ヒト型抗体製剤であるアダリムマブ (ADA) とゴリムマブ (GLM), そして受容体製剤であるエタネルセプト (ETN; TNF受容体Ⅱである p75 と IgG_1-Fc 部分の融合タンパク製剤) がある (図3).
- 他にインターロイキン6 (IL-6) の受容体に対する抗体製剤としてヒト化抗体製剤であるトシリズマブ (TCZ) とヒト型抗体製剤であるサリルマブ (SAR) がある.
- さらにサイトカインを直接の標的とせずにT細胞の副刺激経路を介した活性化を阻害するアバタセプト (ABT; CTLA-4 と IgG_1-Fc 部分の融合タンパク製剤) がある.

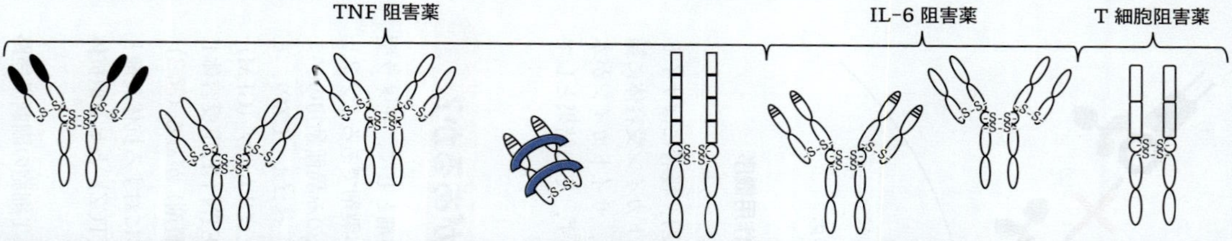

製剤名	インフリキシマブ (IFX)	アダリムマブ (ADA)	ゴリムマブ (GLM)	セルトリズマブペゴル (CZP)	エタネルセプト (ETN)	トシリズマブ (TCZ)	サリルマブ (SAR)	アバタセプト (ABT)
特性	キメラ型抗TNF抗体 (IgG_1)	ヒト型TNF抗体 (IgG_1)	ヒト抗TNF抗体 (IgG_1)	ヒト化抗TNF抗体Fab' (PEG化)	可溶型TNF受容体 (p75) とIgG_1-Fcの融合蛋白	ヒト化抗IL-6受容体抗体 (IgG_1)	ヒト型抗IL-6受容体抗体 (IgG_1)	CTLA-4とIgG_1-Fc融合蛋白
用法と用量	3 mg/kgを0, 2, 6週投与後、4〜8 mg/kgを隔週ごとまたは10 mg/kgを8週ごと点滴静注	40〜80 mg (MTX非併用のみ) を隔週皮下注射	50(MTX併用のみ)〜100 mgを4週ごと皮下注射	400 mgを0, 2, 4週の投与後200 mgを隔週皮下注、症状安定後400 mgを4週ごとも可	20〜50 mgを週1〜2回で皮下注射	8 mg/kgを4週ごと点滴静注、または162 mgを隔週 (効果不十分なら毎週) 皮下注射	200 mgまたは150 mgを隔週皮下注射	体重に応じて500〜1,000 mgを0, 2, 4週の投与後4週ごと点滴静注、または125 mgを毎週皮下注射

図3 わが国でRAに承認されている生物学的製剤 (2019年3月現在)
構造の黒塗り部分は異種動物由来のアミノ酸配列を示し、セルトリズマブペゴルの塗り部分はポリエチレングリコール (PEG) の2分子を示す。-S-S-はジスルフィド結合である。

- 薬剤価格が高く，自己負担が3割でも年間20〜40万円程度を要することが生物学的製剤の最大の課題である．特許が失効した生物学的製剤に関しては，別の製薬企業が完全に同一ではないが同等性が検証されたバイオシミラー（biosimilar；バイオ後続品）製剤を次々と開発しており，すでに日本でもIFXとETNのバイオシミラー製剤が販売されている．

4 生物学的製剤の血中濃度はどのように変動するか？

- 生物学的製剤の血中濃度半減期の目安はETNが4日，IFXとSARが8〜10日，TCZとABTが10日前後，ADA，GLM，CZPが14日前後とされる．
- TNF阻害製剤では唯一の点滴静注製剤であるIFXは高い最高血中濃度を示すが，4週後には1/10，8週後にはさらにその1/10（最高濃度の1/100）となる（図4）[2]．半減期ごとに投与するETNやADAでは安定状態では2倍以内の血中濃度で変動する．半減期の2倍の期間ごとに投与するGLMではピーク（最高）とトラフ（最低）の血中濃度比が4前後となる．

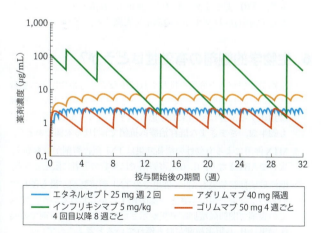

図4 TNFを標的とした製剤のうち4製剤の血中濃度の比較
インフリキシマブ5 mg/kgは脊椎関節炎や炎症性腸疾患などに用いられるが，RAにおける承認開始用量は3 mg/kgである．文献2より引用

- 投与間隔を変更する場合には，半減期を考慮してトラフ濃度の変化を推定しながら行うべきである．血中トラフ濃度が有効性の主要な規定要因であることから，IFXでは血中トラフ濃度の測定が可能となり（レミチェックQ®が2017年10月より保険適用），有効性が不十分でトラフ濃度が1μg/mL未満であった場合には投与期間短縮や増量を考慮する．

5 生物学的製剤開始前のスクリーニングは何が必要か？

- 生物学的製剤の投与開始前には，副作用の危険因子の評価に必要な問診と診察，尿一般検査，赤沈，CRP，末梢血検査（白血球分画，MCVを含む），一般生化学検査（AST, ALT, Al-P, アルブミン，血糖，Cr, BUN），免疫血清学的検査（IgG, IgM, IgA），胸部X線検査を行う．
- さらに肝炎ウイルス（HBs抗原，抗原陰性ならHBs抗体，HBc抗体，いずれかの抗体陽性ならHBV-DNA測定，HCV抗体）と結核のスクリーニング検査〔インターフェロン-γ遊離試験（IGRA；クォンティフェロン®TBゴールドあるいはT-スポット®. *TB*）またはツベルクリン反応〕，真菌のスクリーニングとして血中β-Dグルカンの測定を実施する．

6 生物学的製剤の有効性はどうか？

- 生物学的製剤は十分量を投与すれば少なくとも半数以上の患者に何らかの有効性がみられる．しかし，臨床試験において寛解に到達する割合は早期未治療患者（すなわちRA患者全体）でも約半数，さまざまな既存治療抵抗例では10％未満である[2]．
- MTX併用による有効性の増強効果はTNF阻害製剤が最も高く，次いでABTとなり，IL-6阻害製剤では少数の患者に限定される．
- 関節破壊抑制効果もMTX併用でのTNF阻害製剤が最も優れているのは効果発現の早さと一部関連するかもしれないが，すべての製剤で関節破壊抑制効果が示されている．逆に単剤での臨床効果はIL-6阻害製剤が最も優れていると考えられている．

- TCZやSARといったIL-6阻害製剤では血清CRP値が0.01 mg/dL以下になっていることが十分量投与の目安となり、CRP値がこれよりも高い場合には、各製剤で許容されている期間短縮や増量を積極的に考慮すべきである.

7 生物学的製剤の安全性はどうか？

- 生物学的製剤は有害事象がアレルギー反応（静注製剤なら頭痛やめまい、蕁麻疹や喘息発作、血圧低下などの投与時反応、皮下注射製剤なら局所を中心とした紅斑などの投与部位反応）と感染症にほぼ限定されることが特徴であり、標的分子への特異性が非常に高いことに起因する. 生物学的製剤の製造販売後調査でみられた重要な呼吸器有害事象の頻度をまとめて示す（表2）. リスク要因は高齢、既存の肺合併症、副腎皮質ステロイド併用が製剤を問わずに共通している[4].

- IFXなどのTNF阻害モノクローナル抗体製剤では、潜在性結核の再活性化により投与開始から3カ月前後での結核発症（約半数は肺外結核）が特徴的にみられる.

- ニューモシスチス肺炎と間質性肺炎の鑑別は困難であるが、β-Dグルカン値の増加は前者のみでみられ（非増加例も少なくない）、血中KL-6値の増加は両者でみられる. ニューモシスチスの菌体検出は困難なため、喀痰や肺胞洗浄液のDNA-PCR法による検出が汎用されている.

表2 わが国における生物学的製剤の製造販売後全例調査で認められた主な呼吸器有害事象の発現率（%）

有害事象	インフリキシマブ	エタネルセプト	トシリズマブ	アダリムマブ	アバタセプト
肺炎	2.2	1.3	1.5	1.3	0.7
結核	0.3	0.1	0.1	0.1	0.03
非結核性抗酸菌症	0.1	0.1	0.2	0.1	0.1
ニューモシスチス肺炎	0.4	0.2	0.2	0.3	0.1
間質性肺炎	0.5	0.6	0.5	0.6	0.3

文献3を参考に作成

看護師が知っておくべきエビデンス

● RRR（トリプルアール）試験

Tanaka Y, et al：Ann Rheum Dis, 69：1286-1291, 2010

IFX治療による低疾患活動性の維持が1年間の休薬後に55％の患者で達成されたことを報告し，その後のさまざまな生物学的製剤の休薬試験やBuSHIDO試験（従来型合成抗リウマチ薬の併用による生物学的製剤休薬後の再燃阻止）にもつながった．医療経済面での意義が大きく，世界中にインパクトを与えた国内試験である．

看護実践に向けたアドバイス

① 抗体の標的分子に対する高い選択特異性は，免疫組織染色やフローサイトメトリーなど，細胞における分子発現の有無を同定する際に臨床で生かされている．このような生物学的製剤と低分子化合物の製剤特性，そしてその結果としての用量特性の違いを理解することが第一歩となる．例えば，「投与量を半量にすれば安全である」という考え方は低分子化合物との混同である．

② バイオシミラー製剤はオリジナル製剤と同一ではないため，医師の明確な変更指示がなければ薬局などで変更することはできない．

③ IL-6阻害製剤の投与中には感染症に罹患しても発熱やCRP増加がみられにくい（マスキング現象）ため，臨床の現場ではこのことを熟知しておく必要がある．なお，IL-6阻害製剤による白血球（好中球）減少の多くは白血球の局在変化に伴うものであり，感染症リスクと通常は関連しないことも知っておくべきである．

文献

1） Kameda H：Toho J Med, 4：43-48, 2018
2） 亀田秀人：リウマチ科, 56：125-128, 2016
3） 生物学的製剤概論．「生物学的製剤と呼吸器疾患・診療の手引き」（日本呼吸器学会 生物学的製剤と呼吸器疾患・診療の手引き作成委員会/編），pp2-12，一般社団法人日本呼吸器学会，2014
4） Smolen J & Aletaha D：Nat Rev Rheumatol, 11：276-289, 2015

〈亀田秀人〉

⑥薬物治療 分子標的合成抗リウマチ薬 (JAK阻害薬)

- 分子標的合成抗リウマチ薬とは，特定の分子を標的とした内服可能な低分子量化合物である．
- シグナル伝達に重要なヤヌスキナーゼ（JAK）を標的とした阻害薬は，内服可能な分子標的合成抗リウマチ薬である．
- 低分子量化合物にもかかわらず生物学的製剤と同等の有効性を発揮する．

1 はじめに

- 関節リウマチ（RA）の治療には，免疫異常を抑制して疾患制御することを目的として免疫抑制薬が使用され，抗リウマチ薬と呼ばれる．抗リウマチ薬は，MTXなどの合成抗リウマチ薬と生物学的製剤によるバイオ抗リウマチ薬に二分される．
- 抗リウマチ薬の適切な使用により，すべての患者において寛解を目指すことが治療目標となった[1-3]．また，関節の構造的損傷の抑止が可能となり，治療継続により身体機能障害が進行しないことが示された．さらに，バイオ抗リウマチ薬と同等の有効性を発揮する内服可能な分子標的合成抗リウマチ薬（tsDMARDs）が登場した．本項では，分子標的合成抗リウマチ薬を中心に概説する．

2 JAK阻害薬とは

- RA患者では，すべての患者で寛解を目指すことが治療目標となった．しかし，バイオ抗リウマチ薬でも寛解導入率は3～5割であり，より高い寛解率を目指す必要がある．また，バイオ抗リウマチ薬は分子量が巨大であるため，点滴か注射での使用に限られ，価格も安くない．そこで，バイオ抗リウマチ薬と同等の有効性を有する内服可能な低分子量化合物の開発が期待された．低分子化合物ならば，細胞膜を通過して細胞内に取り込まれ，細胞内シグナル伝達分子に，鍵と鍵穴の関係のようにピタッと嵌って阻害することも可能となる．

● 一方，RAの滑膜炎組織はリンパ球の集積，滑膜細胞や血管の増殖を特徴とする．これらの細胞はTNFやIL-6などのサイトカインを産生する．サイトカインは受容体に結合すると，細胞内分子をリン酸化して細胞内シグナルを伝達し，新たなサイトカイン産生を誘導する．細胞内のシグナル伝達分子をリン酸化する酵素をキナーゼと呼ぶ．518のキナーゼのなかで，サイトカインのシグナル伝達に重要な機能を発揮するのが，JAKである（図1）．4種類のJAKの組み合わせで，多彩なサイトカインのシグナル伝達に関与する（図2）[4, 5]．JAKを標的とした内服可能な分子標的合成抗リウマチ薬をJAK阻害薬と呼ぶ．

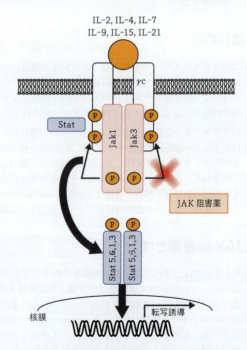

図1 JAK-Statシグナル伝達
サイトカインは受容体に結合すると会合するJAKを活性化し，JAKは受容体の細胞内成分をリン酸化し，STATと結合する．STATはリン酸化されると，別のシグナル分子を介さずに核内まで移行し，遺伝子の転写を誘導する．

3 トファシチニブ

- トファシチニブ（ゼルヤンツ®）は，2013年に日本で最初に承認されたJAK阻害薬である．トファシチニブは，IL-2, 4, 7, 9, 15, 21のシグナル伝達に関与するJAK3のATP結合部位に競合的に結合阻害する低分子量化合物として開発された[4, 5]．
- 治験では，MTX未治療，MTXに治療抵抗性，TNF阻害薬に治療抵抗性のRAに対して，プラセボに対してよりも有意に高い，TNF阻害薬と同等の臨床効果が証明された．また，関節破壊や機能障害の進行抑制効果も示された[6, 7]．
- MTXをはじめとする少なくとも1剤の合成抗リウマチ薬などによる適切な治療を行っても疾患に起因する明らかな症状が残るRA患者に，1回5mgを1日2回経口投与する．単剤またはMTXとの併用で使用される．中等度または重度の腎機能障害，中等度の肝障害を有する患者には，5mgを1日1回経口投与する．重篤な感染症，好中球やリンパ球の減少，妊婦などには禁忌である．
- 2019年3月現在，日本における悪性腫瘍や日和見感染症に対する安全性を調べるために市販後全例調査中である．

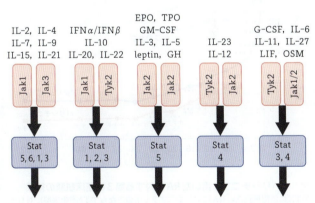

図2 Jak-Statシグナル伝達
造血系細胞では約40種類のサイトカインがJak-Statを介して情報伝達する．4種類のJAKの組合せで，多彩なサイトカインのシグナル伝達に関与する．

4 バリシチニブ

- バリシチニブ(オルミエント®)は,2017年に日本で承認されたJAK阻害薬である.バリシチニブは,IL-6,12,IFN-γ,GM-CSFのシグナル伝達に関与するJAK1/JAK2のATP結合部位を阻害する低分子量化合物として開発された[4].
- 治験では,合成抗リウマチ薬未治療,MTXに治療抵抗性,バイオ抗リウマチ薬に治療抵抗性のRAに対して,プラセボのみならずTNF阻害薬に対しても有意に高い臨床効果が証明された.また,関節破壊や機能障害の進行抑制効果も示された(図3)[8, 9].
- MTXをはじめとする少なくとも1剤の合成抗リウマチ薬などによる適切な治療を行っても疾患に起因する明らかな症状が残るRA患者に,1回4mgを1日1回経口投与する.単剤またはMTXとの併用で使用される.4mgで治療効果が認められた場合,中等度の腎機能障害を有する患者には,2mgに減量する.重度の腎機能障害,重篤な感染症,好中球やリンパ球の減少,妊婦などには禁忌である.

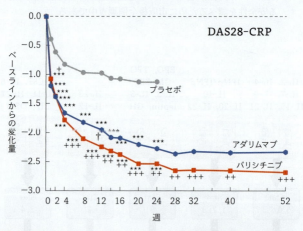

図3 バリシチニブを用いたRAに対する第3相臨床試験の結果
MTXに治療抵抗性のRAに対して,プラセボのみならずTNF阻害薬に対しても有意に高い臨床効果が証明された.
文献8より引用

- 2019年3月現在,日本における長期安全性を調べるために市販後全例調査中である.

5 おわりに

- 現在,新規JAK標的薬の開発が進行中で,RAの治療に新たな改革をもたらす勢いである(図4).また,これらのJAK阻害薬はRA以外の免疫疾患,アレルギー疾患に適応拡大や治験が行われている[10].
- JAK阻害薬は,細胞内のシグナル伝達を阻害するためにマルチターゲット効果を有するが,安全性に関する懸念は生物学的製剤よりも少ないとはいえない.経口薬であるが故の安易な使用は避け,使用前のスクリーニング,および,治療中のモニタリングを徹底すべきであり,全身管理ができる医師が使用すべきである.

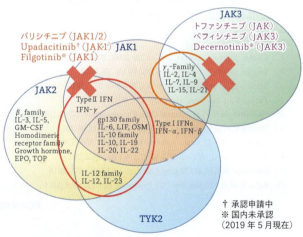

図4 JAK阻害薬の多様性
新規JAK阻害薬の開発が進行している.

看護師が知っておくべきエビデンス

● RA患者への看護師の課題
堀之内若名, 正木治恵:千葉看会誌, 21:55-62, 2016

医学中央雑誌を用いてsystematic literature reviewによって37論文を分析対象とし,RA患者への看護師の課題を抽出した論文である.このテーマに対してsystematic literature reviewを行った日本初の論文として高く評価され,看護師が知っておくべき本当の意味のエビデンスが記載されている.

看護実践に向けたアドバイス

JAK阻害薬は,内服薬だからといって安易に使ってよい薬剤ではない.多職種間で密に連携を行って,治療前のスクリーニングと治療中のモニタリングを適切に行い,全身管理が可能な医師に使ってほしい.特に,安全性への注意が重要で,帯状疱疹,日和見感染症などの早期発見のためには,看護師による患者からの情報の収集と提供に期待が大きい.

文献
1) Smolen JS, et al:Lancet, 388:2023-2038, 2016
2) Smolen JS, et al:Ann Rheum Dis, 75:3-15, 2016
3) Smolen JS, et al:Ann Rheum Dis, 76:960-977, 2017
4) Tanaka Y:J Biochem, 158:173-179, 2015
5) Nakayamada S, et al:Expert Opin Pharmacother, 17:2215-2225, 2016
6) Tanaka Y, et al:Arthritis Care Res, 63:1150-1158, 2011
7) van der Heijde D, et al:Arthritis Rheum, 65:559-570, 2013
8) Taylor PC, et al:New Engl J Med, 376:652-662, 2017
9) Genovese MC, et al:N Engl J Med, 374:1243-1252, 2016
10) Kubo S, et al:Expert Rev Clin Immunol, 12:911-919, 2016

〈田中良哉〉

⑦薬物治療の副作用とその対策

- 関節リウマチ（RA）患者は感染症のリスクが高く，呼吸器，皮膚・軟部組織をはじめとして，幅広い臓器に感染症が発現する可能性がある．
- 頻度は低いが結核，非結核性抗酸菌症（NTM），帯状疱疹，B型肝炎再活性化などの日和見感染症の知識と対策が重要である．
- 抗リウマチ薬による薬剤性肺障害を疑った場合には，原疾患による肺病変，感染症をすみやかに鑑別し，治療する．
- MTXなどの免疫抑制治療を受けているRA患者では医原性免疫不全関連リンパ増殖性疾患の発症に注意する．

1 はじめに

- 抗リウマチ薬は副作用の頻度が比較的高く，RA治療中には軽微から重篤まで多くの副作用に遭遇する．本項では，臨床的に重要な副作用を中心に解説する．

2 感染症 (表1)

- RAは一般人口よりも感染症リスクが高く，さまざまな免疫抑制治療は患者の感染抵抗力を低下させる可能性があるため，感染症対策が不可欠である．RA患者では一般に，呼吸器感染症，皮膚・軟部組織感染症，泌尿器感染症の頻度が高い[1]が，幅広い臓器に感染症が発現する可能性があることを念頭に患者を観察する必要がある．
- RA患者の感染症リスクを評価することは臨床的に有用である．高齢，過去3年以内の入院を要する感染症，RAの関節外症状，副腎皮質ステロイド使用，合併症（糖尿病，慢性肺疾患，アルコール依存症，冠動脈疾患，心不全，末梢血管障害）を有する患者は感染症リスクが上昇する[2]ので，これらの複数に該当する患者では看護師はきめ細かく観察することが望ましい．

表1 RA患者で特に注意すべき感染症

- **呼吸器系**
  細菌性肺炎，ニューモシスチス肺炎，結核，NTM，インフルエンザ
- **皮膚・軟部組織，関節**
  蜂窩織炎（特に足趾胼胝部位），帯状疱疹，細菌性関節炎
- **腎尿路**
  膀胱炎，腎盂腎炎
- **消化器系**
  感染性腸炎，胆道感染症（胆囊炎，胆管炎など），
  B型肝炎ウイルス再活性化
- **その他**
  敗血症，細菌性心内膜炎

- 市中肺炎，院内肺炎の原因微生物である肺炎球菌は，侵襲性肺炎球菌感染症と呼ばれる重症な病型を呈することがあり，致命率は9%に達する[3]．65歳以上の患者，65歳未満でも感染症リスクが高い患者では肺炎球菌ワクチン接種を勧める．ニューモバックス®NP，プレベナー13®水性懸濁注の2種類があり，日本呼吸器学会・日本感染症学会のガイドラインを参考に接種の順番・間隔を決定する[4]．また，インフルエンザワクチンは年齢と関係なくできる限り毎年接種を勧める．

3 日和見感染症

1) 結核

- わが国における2016年度の肺結核の罹患率は人口10万人あたり13.9人であり，近隣アジア諸国よりも低いが先進国のなかでは比較的高く，地域的には大都市では高い傾向がある[5]．RA患者は結核のリスクが高いことが知られており，生物学的製剤，特に腫瘍壊死因子（TNF）阻害薬使用時にはそのリスクが上昇する[6]．

- わが国の全例製造販売後調査（PMS）では，結核の発現はインフリキシマブ（IFX）14例（0.3%），エタネルセプト（ETN）12例（疑い例2例を含む，0.1%），アダリムマブ（ADA）1例（0.1%），トシリズマブ（TCZ）4例（0.16%），アバタセプト（ABT）1例（0.03%）で認められ，高齢者に多く，薬剤投与開始から発症までの期間が平均3カ月と短く，肺外結核が約半数に認められ，ほとんどの症例で副腎皮質ステロイドが併用され

ていた．結核を発症した症例の多くは，適切なスクリーニング，潜在性結核治療が実施されていなかった．
- MTX，タクロリムス（TAC），生物学的製剤，JAK阻害薬の添付文書には投与前の結核スクリーニングの必要性について記載されている．これらの薬剤開始前には，既往歴・曝露歴の聴取，胸部単純X線写真，インターフェロンγ遊離試験（IGRA）などを行い，その結果にもとづいて潜在性結核治療の必要性を決定する．潜在性結核治療を実施した場合は，法令にもとづく届け出の必要性を確認するとともに，患者のアドヒアランスを定期的に確認する．

2) 非結核性抗酸菌症（NTM）

- 結核と同じ抗酸菌感染症であるNTMの一般人口における罹患率は2014年に10万人あたり14.7に達し，結核を上回っている．
- わが国のNTM症の多くは*Mycobacterium avium*あるいは*M. intracellulare*の感染によるもの（MAC症と呼ばれる）であり，気管支拡張症を伴うやせ形の中年女性に好発する．RA患者ではNTMが肺に定着している場合が少なくない．
- 症状は咳，痰，発熱，体重減少など非特異的で，診断は喀痰あるいは気管支鏡検査検体を用いた細菌学的検査による．血清中のMAC-glycopeptidolipid（GPL）コア抗原に対する特異的IgA抗体が補助診断として有用である．RA治療中に発症したNTMに対する治療は画像所見，肺機能，全身状態などを総合的に判断して決定する．呼吸器内科専門医と連携して診療することが望ましい．

3) 帯状疱疹

- 日本のRA患者は一般人口よりも1.7倍高い頻度で帯状疱疹を発症し，年間100人あたり約1.4件の帯状疱疹が認められる[7]．高齢，副腎皮質ステロイド使用，MTX使用，帯状疱疹の既往を有するRA患者は帯状疱疹のリスクが上昇する[7, 8]．特にヤヌスキナーゼ（JAK）阻害薬は帯状疱疹リスクを5～6倍上昇させる[9]．
- 帯状疱疹には抗ウイルス薬が有効であるが，治療開始が遅れると帯状疱疹後神経痛を合併し，患者は長期間の痛みに悩まされる．そのため，発疹の写真などを使って症状を説明し，早期受診を促すことが大切である．

- 帯状疱疹に対するリコンビナントワクチンがわが国でも承認され，2019年から使用できる見込みである．臨床試験での発症予防効果は非常に高く[10]，ワクチン接種による帯状疱疹発症リスクはなく，日常診療での活用が期待されている．

4) ニューモシスチス肺炎（PCP）

- PCPは *Pneumocystis jirovecii* による日和見感染症であり，免疫抑制療法下の患者で発症する，致命率の高い感染症である．わが国では，欧米諸国と比較してPCPの発症頻度が高く，MTXや生物学的製剤を使用しているRA患者においては特に注意すべき感染症である[11, 12]．PCPは1週間程度の経過で急激に発熱，咳，呼吸困難などの症状が出現し，治療が遅れると致命的となりうる．

- RA患者では，PCP発症リスクが高い患者をあらかじめ同定し，ハイリスクの患者には適切な予防措置をとること，早期診断・治療を行うことの両者がきわめて重要である．TNF阻害薬投与下のRA患者に発現したPCP症例の解析により，年齢65歳以上，既存の肺疾患あり，糖尿病合併あり，プレドニゾロン（PSL）6 mg/日以上の使用が有意なPCP発症予測因子として同定され，これらの複数の因子を有する場合では特にPCP発症リスクが高まることが報告されている[12]．

- このような，PCP発症リスクの高い症例においては，化学予防を積極的に実施することが望ましい．PCPの予防には，ST合剤0.5 g/日が継続率，薬剤費の点から優れている[13]．皮疹などの副作用が出現した場合は，ST合剤の減感作療法を試みるか，アトバコン内服，ペンタミジンイセチオン酸塩吸入などを検討する．

5) B型肝炎再活性化

- 近年，免疫抑制作用のある疾患修飾性抗リウマチ薬（DMARDs），生物学的製剤の使用に伴うB型肝炎ウイルス再活性化が報告されている[14]．再活性化はB型肝炎ウイルスキャリアと既往感染患者の両者で報告されているが，HBs抗原陽性のB型肝炎ウイルスキャリアでの再活性化リスクがより高い．

- 免疫抑制作用のあるDMARDsや生物学的製剤を開始する患者では，全例でHBs抗原を測定する．HBs抗原陰性の場合には，

- HBc抗体，HBs抗体を測定し，いずれかが陽性（既往感染患者）であれば，定量PCR法にて血中のB型肝炎ウイルスDNA量を測定する．
- HBs抗原陽性（B型肝炎ウイルスキャリア）あるいは既往感染患者でB型肝炎ウイルスDNAを検出した場合には，RAの治療開始前に肝臓病専門医にコンサルテーションし，抗ウイルス薬による治療を開始する．
- 既往感染者でB型肝炎ウイルスDNAが定量PCRの検出感度以下であった場合には，1〜3カ月ごとにAST，ALT，血中のB型肝炎ウイルス量を測定する[15]．

※生物学的製剤による呼吸器系日和見感染症の発現率については「第Ⅰ部-第3章-⑤生物学的製剤」も参照．

4 投与時反応，投与部位反応

- 生物学的製剤投与に伴うアレルギー反応として，投与時反応，投与部位反応，遅延性過敏反応が知られている．重症度から最も注意を要する副作用が投与時反応であり，点滴静注製剤で問題となる．IFXのPMSでは9.7％（重篤0.5％），TCZのPMSでは重篤8例が報告された．特に，IFXはマウス由来アミノ酸配列が1/4を占めるキメラ型抗体であり，中和抗体が出現しやすい．IFXを2年以上休薬して再投与を行った症例では重篤な投与時反応の頻度が有意に高く（17.3％），再投与時は点滴速度を落とすなど慎重に行う．
- 重症投与時反応の場合，投与を直ちに中止し，気道確保，酸素投与，アドレナリン，副腎皮質ステロイド投与などで対処する．前回に非重症の投与時反応が起こった患者では，投与前にアセトアミノフェン，抗ヒスタミン薬，副腎皮質ステロイドなどの予防投与を行い，点滴速度を緩やかに上げるようにする．蕁麻疹などの軽症の投与時反応，投与部位反応に対しては，投与速度調節（点滴静注製剤の場合），アセトアミノフェンや抗ヒスタミン薬投与で対応可能である．

5 薬剤性肺障害

- 多くの抗リウマチ薬で間質性肺炎が報告されており，呼吸器症

状（咳，息切れ）を呈した場合には必ず鑑別すべき副作用である．

- DMARDs，生物学的製剤による薬剤性肺障害を疑った場合には，医師が処方した薬剤以外のサプリメント，健康食品の摂取歴を含めた詳細な問診を行い，被疑薬を可及的に絞り込む．同時に，感染症および原疾患の評価を行い，すみやかに鑑別を進める．薬剤性肺障害の診断の手順としては，自覚症状，身体所見，血液検査，画像検査，呼吸機能検査を実施し，必要性に応じて，気管支肺胞洗浄液検査，肺病理組織学的検査を追加する．

- MTXはRA患者の8割が使用する薬剤であり，MTXによる薬剤性肺障害の診断と治療はきわめて重要である．製薬企業が行政当局へ報告した730例のMTX使用下に出現した副作用による死亡症例のうち，死亡の主原因が肺障害であった症例は168例（23.0％）であり，そのうちの152例が間質性肺炎（MTX肺炎）であった[16]．診断の手がかりとなる自覚症状は，乾性咳嗽，労作時呼吸困難，発熱であり，急性・亜急性に発症する．聴診ではfine crackleを聴取できる場合もあるが，所見に乏しいこともある．胸部単純X線では，両側性びまん性すりガラス影，浸潤影を認め，HRCT画像では淡いすりガラス影が主体である．RAの間質性肺病変は下肺野を主体とする場合が多いが，MTX肺炎ではしばしば上・中肺野に病変を認める．鑑別すべき重要な疾患は，原疾患による肺病変の出現・増悪と類似した画像所見を呈する感染症，特にPCPや非定型肺炎である．治療の第一はMTXの中止であり，酸素化および画像所見から中等症以上と判断されれば，PSL 0.5～1.0 mg/kg/日を投与し，重症であればメチルプレドニゾロンパルス療法を併用する．企業報告における肺障害の死亡率は13.1％[16]，Kremerら[17]の報告でも17.6％であった．

- MTX以外にも，レフルノミド，イグラチモド，TNF阻害薬，TCZの全例PMSで，薬剤性肺障害が0.4～1.0％の頻度で報告されている．死亡率はレフルノミドの0.29％が最も高いが，他の薬剤でも0.04～0.09％と報告されており，注意が必要である．自覚症状，他覚所見，画像所見，および治療はMTXの場合と同様である．

6 骨髄障害

- 多くの抗リウマチ薬で骨髄障害が発現するが、特にMTXによる骨髄障害は重症感染症の誘因となる。MTX投与中に発現した副作用で死亡した730人のうち、血液障害は206例（28.2％）で主要な死因であり、汎血球減少症が半数以上を占めていた[16]。腎機能障害患者への投与、過量投与、血液障害やその前駆症状（口内炎、食欲不振、下痢、全身倦怠感など）の発現から治療開始までの遷延、ロイコボリン不使用などが予後悪化の原因として考えられた。
- MTXによる骨髄障害の危険因子として、腎機能障害、高齢、葉酸欠乏、5剤以上の薬剤の併用、低アルブミン血症、脱水が知られている[18]。eGFR＜30 mL/分/1.73 m^2 および透析患者はMTX使用禁忌である。

7 肝障害

- 肝疾患が禁忌・慎重投与・副作用のいずれかに記載されている抗リウマチ薬がほとんどであり、RA治療開始前の肝機能スクリーニングは必須である。RA治療中は定期的に肝機能を評価し、肝障害増悪の早期発見に努める。
- 最も頻度が高い肝障害である薬剤性肝障害に対する治療は原因薬剤の中止・減量であるが、RA患者は多種類の併用薬を内服している場合も多いので、他院での処方、サプリメントを含めて原因薬剤を絞り込む必要がある。
- C型肝炎ウイルスキャリアのRA患者では、免疫抑制作用を有する抗リウマチ薬使用開始前に、抗ウイルス薬治療に関してまず消化器内科専門医などへの相談を考慮する。

8 消化管障害

1) 口内炎

- MTX投与下に口内炎が出現するが、葉酸使用により対処できる場合がほとんどである。

2) 消化管穿孔

- TCZのPMSにおいて消化管穿孔は8,509例中12例，ADAのPMSでは6,584例中1例が報告されている．腸管憩室のある患者はTCZ，サリルマブ（SAR）の慎重投与になっている．IL-6受容体阻害薬投与下の消化管穿孔はマスキングのため腹膜炎症状が弱く，診断が遅れやすいために注意を要する．

9 心血管疾患

- 日本リウマチ学会の「TNF阻害薬使用ガイドライン」では，ニューヨーク心臓協会分類Ⅲ度以上のうっ血性心不全患者には，TNF阻害薬は使用禁忌であり，Ⅱ度以下は慎重な経過観察を行うとなっている[19]．
- 一方，RAでは心不全や虚血性心疾患のリスクが一般人口よりも高く，MTXやTNF阻害薬による治療がこれらの心疾患のリスクを有意に低下させることが示されている[20]．

10 脱髄疾患

- TNF阻害薬により多発性硬化症や球後視神経炎などの神経脱髄疾患の誘発・増悪が起こることが知られている．これまでの報告は，いずれもTNF阻害薬と脱髄疾患の因果関係を完全に証明したものではなく，その頻度も稀ではあるが，日本リウマチ学会の「TNF阻害薬使用ガイドライン」では，脱髄疾患を有する患者には，TNF阻害薬は使用禁忌となっている[19]．また，TNF阻害薬を使用中の患者に脱髄疾患を疑う症状がみられたら，すみやかにTNF阻害薬を中止するべきであると勧告されている．
- TNF阻害薬以外でも，TCZの投与により白質脳症をきたした症例の報告があり，TNF阻害薬以外の生物学的製剤においても，脱髄疾患の発症には注意が必要である．

11 自己免疫疾患

- TNF阻害薬を投与される患者において，抗核抗体（ANA）や抗二本鎖DNA抗体などの自己抗体陽性化が報告されている．これらの自己抗体の産生は，いずれのTNF阻害薬でも報告されて

おり，TCZ，ABTなどの他の生物学的製剤よりも，TNF阻害薬使用患者での報告が多い．
- また，TNF阻害薬投与下に全身性エリテマトーデス（SLE）や血管炎を発症した報告も散見される．これらの自己免疫疾患の誘発は，発症頻度は稀であるものの，生物学的製剤投与中の患者において留意しなければならない有害事象である．

12 深部静脈血栓症，肺梗塞

- RA患者では深部静脈血栓症，肺梗塞のリスクが一般人口の約2倍に増加する．
- JAK阻害薬のバリシチニブでは臨床試験においてプラセボ群よりも深部静脈血栓症，肺梗塞の罹患率が高かったが，その数値は他のJAK阻害薬投与下の罹患率とほぼ同等であり，市販後のデータ蓄積が待たれる[21]．

13 悪性腫瘍

- RA患者における悪性腫瘍に関するこれまでの研究をまとめた解析結果は以下のように整理される．①悪性腫瘍全体のリスクは約5％高まる，②大腸癌のリスクは約20％下がる，③乳癌のリスクは約15％下がる，④肺癌のリスクは約60％高まる，⑤悪性リンパ腫のリスクは約2倍になる，⑥悪性リンパ腫はRAの活動性が高いほど発症しやすい．日本人を対象とした研究では悪性リンパ腫のリスクは一般人口の4～6倍といわれており，欧米の研究結果よりも明らかに高い[22-25]（表2）．
- RA自体と悪性リンパ腫の関係とは別に，さまざまな免疫抑制治療中にリンパ組織が増殖する病態があることが知られており，一部は悪性リンパ腫と診断される．そのような病態を総称して医原性免疫不全関連リンパ増殖性疾患と呼ぶ．RA患者では薬剤使用頻度を反映して，MTX治療下の医原性免疫不全関連リンパ増殖性疾患がよく知られているが，他の免疫抑制薬でも起こる場合がある．表在リンパ節，深部リンパ節腫大に加えて，軟部組織，肺，肝臓，骨髄，脳神経などにも病変（腫瘤）が出現しうる．免疫抑制治療中止に伴いリンパ節や腫瘤が退縮すれば薬剤との因果関係が示唆されるが，明らかな変化がない場合に

表2 日本人RA患者における悪性リンパ腫の標準化罹患比

性別	SECURE	IORRA	NinJa	NCGHM
男女計	6.2 (4.8～7.6)	6.1 (3.7～9.4)	3.4 (2.6～4.3)	8.2 (0.16～24)
女性	6.6 (4.9～8.4)	6.0 (3.3～10.1)	3.5 (2.5～4.5)	未報告
男性	5.2 (2.9～7.9)	6.2 (2.3～13.5)	3.3 (1.8～4.9)	未報告

標準化罹患比：一般人口に比較して罹患率がどの程度高いかを示す数値．（　）内は95％信頼区間．
SECUREは日本リウマチ学会による生物学的製剤使用患者を対象とした疫学研究．
IORRAは東京女子医科大学附属膠原病リウマチ痛風センターのコホート研究．
NinJaは国立病院機構を中心とするコホート研究．
NCGHMは国立国際医療研究センターのコホート研究．

は，RA自体と免疫抑制治療のどちらによるのかを結論づけることは難しい[23]．

看護実践に向けたアドバイス

①表3に示したようなチェックポイントに注意する．頭頸部から順番にチェックしていくことで見落としを防ぐことができる．発熱，倦怠感は異常発見の手がかりになる．RA患者はシェーグレン症候群を合併することが多いため，口腔内の衛生状態にも注意する．免疫抑制作用のある経口DMARDs，生物学的製剤，骨粗鬆症治療薬の開始前にはできる限り歯科治療を済ませておくように指導する．

②特に呼吸器感染症の頻度が高いため，胸部症状の確認，動脈血酸素飽和度（SpO_2）測定は重要である．重症な口内炎，強い咽頭痛は顆粒球減少に伴う咽頭炎，扁桃腺炎の症状の可能性がある．皮膚感染症，化膿性関節炎についても症状を確認する．帯状疱疹の症状・皮膚所見を説明して早期受診を促す．足趾変形が進行しているRA患者では変形部位の皮膚の状態と二次感染を確認する．単関節の腫脹，発赤，熱感と発熱などの全身症状がある場合は化膿性単関節炎を疑う．自己注射実施中の患者では，投与部位反応の有無や程度を確認する．

表3 患者来院時のチェックポイント

全身症状	腎尿路系症状
□発熱, 悪寒, 戦慄 □リンパ節腫脹	□膀胱炎症状 □発熱を伴う腰背部痛
頭頸部症状	**皮膚・軟部組織, 関節症状**
□口腔内清潔度 □副鼻腔炎症状 □歯科通院状況	□肛門周囲の発赤・疼痛 □皮膚(特に下腿)の発赤・熱感 □帯状疱疹
呼吸器症状	□発赤・熱感の強い関節腫脹
□体動時息切れ □咳 □痰の性状, 色 □SpO_2の変化	□注射部位反応 □下腿の腫脹, 疼痛 □下腿浮腫
消化器症状	**その他**
□口内炎 □咽頭痛 □発熱を伴う腹痛 □悪心, 嘔吐 □下痢	□同居者に体調の悪い者がいないか □感染患者との接触 □血圧, 脈拍, SpO_2測定 □服薬アドヒアランスの確認

③服薬アドヒアランスの低下は治療効果の減弱, 予防可能な感染症の発症などにつながる. 患者は医師には話さないことも多く, 看護師による確認, 介入が有用である.

文献

1) Doran MF, et al：Arthritis Rheum, 46：2287-2293, 2002
2) Crowson CS, et al：Arthritis Rheum, 64：2847-2855, 2012
3) 大石和徳, 菅 秀：日本内科学会雑誌, 104：2301-2306, 2015
4) 日本呼吸器学会ワクチン検討WG委員会/日本感染症学会ワクチン委員会・合同委員会：65歳以上の成人に対する肺炎球菌ワクチン接種に関する考え方（アップデート版2015-9-5）, http://www.kansensho.or.jp/uploads/files/guidelines/o65haienV_150905.pdf［2019.8.1閲覧］
5) 厚生労働省：平成28年結核登録者情報調査年報集計結果について, 2018. https://www.mhlw.go.jp/stf/seisakunitsuite/bunya/0000175095.html［2019.8.1閲覧］
6) Kourbeti IS, et al：Clin Infect Dis, 58：1649-1657, 2014
7) Sakai R, et al：Int J Rheum Dis, 21：1670-1677, 2018
8) Nakajima A, et al：Mod Rheumatol, 25：558-561, 2015
9) Winthrop KL, et al：Arthritis Rheumatol, 66：2675-2684, 2014
10) Lal H, et al：N Engl J Med, 372：2087-2096, 2015
11) Harigai M, et al：N Engl J Med, 357：1874-1876, 2007
12) Tanaka M, et al：J Rheumatol, 42：1726-1728, 2015

13) Utsunomiya M, et al：Arthritis Res Ther, 19：7, 2017
14) Winthrop KL & Calabrese LH：Ann Rheum Dis, 70：1701-1703, 2011
15) 日本肝臓学会肝炎診療ガイドライン作成委員会/編：B型肝炎治療ガイドライン第3版, 2017. https://www.jsh.or.jp/files/uploads/HBV_GL_ver3__Sep13.pdf［2019.8.1閲覧］
16) ファイザー株式会社：リウマトレックス®カプセル2mg適正使用情報, Vol.24, 2018
17) Kremer JM, et al：Arthritis Rheum, 40：1829-1837, 1997
18) 「関節リウマチ治療におけるメトトレキサート（MTX）診療ガイドライン2016年改訂版」（日本リウマチ学会MTX診療ガイドライン策定小委員会/編）, 羊土社, 2016
19) 日本リウマチ学会：関節リウマチ（RA）に対するTNF阻害薬使用ガイドライン（2019年6月29日改訂版）, 2019. https://www.ryumachi-jp.com/publish/guide/guideline_tnf/［2019.8.1閲覧］
20) 酒井良子, 他：リウマチ科, 56：117-124, 2016
21) Genovese MC, et al：Arthritis Rheumatol, 69（suppl 10）：Abstract #511, 2017
22) Harigai M, et al：Mod Rheumatol, 26：642-650, 2016
23) Harigai M：Mod Rheumatol, 28：1-8, 2018
24) Simon TA, et al：Arthritis Res Ther, 17：212, 2015
25) Sugimoto N, et al：Rheumatol Int, 37：1871-1878, 2017

〈針谷正祥〉

⑧ 手術療法

- 関節リウマチ（RA）に対する人工股関節・膝関節全置換術の手術数は，薬物治療の進歩に伴い近年減少傾向である．
- 手術部位感染は，関節手術の周術期に最も注意すべき合併症の1つである．また，人工股関節全置換術では術後の脱臼にも注意する必要がある．
- 手術部位感染を予防するため，生物学的製剤は投与間隔，半減期などを考慮して周術期に休薬することが推奨されている．

1 はじめに

- 近年，MTXや生物学的製剤の登場，Treat to Target（T2T）などの治療戦略の確立により，RAでは疾患活動性の良好なコントロールが得られるようになった．そのような薬物治療の進歩に伴い，RA治療における手術療法のあり方は変わりつつある．

2 疫学

- RAに対する人工股関節・膝関節全置換術の手術数は，疾患活動性の改善に伴い近年減少しているという報告と，減少していないという報告がある．社会の高齢化に伴い一般人口における人工関節全置換術が増加していることと比較すれば，RAに対する人工関節全置換術の割合は減少していると結論づけられる[1]．その一方で，手指および手関節，足趾および足関節の手術は減少しておらず，大関節の破壊が抑制されたことにより小関節に対する手術へニーズが移行している可能性が指摘されている．

3 主な手術の種類

1) 人工関節全置換術

- 高度に破壊された関節に対して行う手術であり，除痛とともに

関節の重要な機能である可動性と支持性を得ることができる．特に股関節と膝関節に対する人工関節全置換術は成績が安定しており，インプラントの改良により15〜20年程度の耐用年数が見込まれる．その他にも肩関節，肘関節，中手指節（MCP）関節，足関節などが対象部位である．

2) 関節固定術

- スクリューや髄内釘により関節を固定する手術であり，可動性は失われるが確実な除痛と支持性を得ることができる．可動性よりも支持性が求められる頸椎，手関節，足関節などが対象部位である．

3) 関節形成術

- 手関節，手指関節，足趾関節などに対してさまざまな術式がある．薬物治療の進歩により滑膜炎のコントロールが可能となったため，手指や足趾の関節破壊を伴わない関節偏位・脱臼に対しては，軟部組織再建術や骨切り術など関節の温存を目指した手術も行われるようになっている．

4 周術期の合併症

- 手術部位感染は，関節手術の周術期に最も注意すべき合併症の1つである．また，人工股関節全置換術では術後の脱臼にも注意する必要がある．1990〜2011年までに公表された研究のメタ解析では，RAは変形性関節症と比較して人工股関節の脱臼のリスクが約2倍高く，人工膝関節の感染のリスクが高いことが示されている[2]．

5 周術期の管理

- 特に周術期の抗リウマチ薬の管理は，薬物治療が進歩した現代のRA治療において新たな課題である．

1) MTX

- 「関節リウマチ治療における メトトレキサート（MTX）診療ガイドライン」[3]では，MTXは基本的に術後合併症や創傷治癒には影響せず，整形外科予定手術の周術期において継続投与でき

るとしている.
- ただし,周術期にMTXを継続投与された患者では術後感染症の合併が多いとする報告もあり,12 mg/週を超える高用量のMTX投与症例では,個々の症例のリスク・ベネフィットを考慮して判断することが推奨されている.

2) 生物学的製剤

- 「関節リウマチ診療ガイドライン2014」[4] では,生物学的製剤の投与は手術部位感染の発生率を軽度上昇させる可能性があり,特に人工関節全置換術時はその可能性が高いと結論している.
- 感染を予防するという観点からは周術期において生物学的製剤の休薬が望ましいことは明らかであるが,休薬によりRAの再燃が生じるおそれがあるため,世界各国のガイドラインでは各薬剤の投与間隔,半減期などを考慮した休薬を推奨している.
- 休薬期間に関して日本国内における明確なガイドラインはないため,参考として米国リウマチ学会/米国股関節・膝関節学会のガイドライン[5] を一部抜粋し表に示す.人工股関節・膝関節

表 米国リウマチ学会/米国股関節・膝関節学会ガイドライン2017 −人工股関節・膝関節全置換術を受けるRA患者における周術期の抗リウマチ薬管理−

生物学的製剤	投与間隔	手術予定時期 (最終投与からの期間)
アダリムマブ (ヒュミラ®)	1 or 2週間	2 or 3週間
エタネルセプト (エンブレル®)	1週間	2週間
ゴリムマブ (シンポニー®)	4週間	5週間
インフリキシマブ (レミケード®)	4, 6, or 8週間	5, 7, or 9週間
アバタセプト (オレンシア®)	4週間(静注) 1週間(皮下注)	5週間(静注) 2週間(皮下注)
セルトリズマブ ペゴル (シムジア®)	2 or 4週間	3 or 5週間
トシリズマブ (アクテムラ®)	4週間(静注) 1週間(皮下注)	5週間(静注) 2週間(皮下注)

文献5のFigure 1よりわが国で承認されている薬剤および用法のみを一部抜粋

全置換術時は，いずれの生物学的製剤も投与間隔に1週間追加した期間の術前休薬が推奨されている．また，手術後は創が治癒し手術部位を含め感染がないことを確認したうえで，生物学的製剤を再開することが推奨されている（p.246の岡山大学病院整形外科における休薬方針も参照のこと）．

看護実践に向けたアドバイス

RAの手術療法は，手術そのものだけではなく，周術期の薬剤管理，リハビリテーション，患者教育のすべてを含むチーム医療である．看護師は，周術期の合併症や管理に関して理解し，他のメディカルスタッフと連携してケアにあたることが望ましい．

文献

1) Cordtz RL, et al : Ann Rheum Dis, 77 : 684-689, 2018
2) Ravi B, et al : Arthritis Rheum, 64 : 3839-3849, 2012
3) 周術期の対応.「関節リウマチ治療におけるメトトレキサート（MTX）診療ガイドライン2016年改訂版」（日本リウマチ学会MTX診療ガイドライン策定小委員会／編），pp61-62，羊土社，2016
4) 手術9 CQ75.「関節リウマチ診療ガイドライン2014」（日本リウマチ学会／編），pp85-86，メディカルレビュー社，2014
5) Goodman SM, et al : Arthritis Rheumatol, 69 : 1538-1551, 2017

〈浅井秀司，石黒直樹〉

⑨関節リウマチとリハビリテーション

- 炎症期のリハビリテーションでは過度な安静を避けて運動療法を実施することで関節機能の改善が得られる．運動の種類は等尺性収縮での運動が最適である．
- 寛解期のリハビリテーションでは発症時期や関節変形の状態を考慮した運動療法が望まれる．等張性収縮を伴う運動をバイタルサインなどを目安に一定の負荷をかけて行う．
- 装具療法は関節の変形の程度に合わせて関節保護を目的に使用する．各関節に用意された市販の装具も多くあり，障害関節に合わせて適切な選択を行いたい．
- 加齢に伴う身体機能の低下に骨格筋量が関与していることがサルコペニアという概念により再確認されている．関節リウマチ（RA）の病態は筋量低下を惹起しやすく，対策が必要である．
- 医療保険では維持期のリハビリテーションが継続困難な状況となってきている．RA患者では介護保険下で継続可能な制度を知っておくことが重要である．

1 はじめに

- RAの治療においてリハビリテーションは薬物療法，手術療法，ケアと並んで4本柱の1つとしていわれる．このうち，近年の生物学的製剤をはじめとする薬物療法の進歩はRA患者の身体機能予後に大きな変化をもたらしている．
- リハビリテーションのアプローチは，罹病期間の短い発症早期と晩期，炎症期と寛解期によっても異なる．本項ではそうした病期別のかかわり方を中心にRA特有の装具療法を含め，サルコペニアとのかかわりや医療介護など保険制度について述べる．

2 炎症期のリハビリテーション

- 炎症期のリハビリテーションにおいて，運動の強度や量によっ

て炎症の鎮静化を妨げ，関節破壊を助長させてしまう可能性に注意する必要がある．一方で，過度な安静は関節の可動域（ROM）制限や筋力の低下，拘縮の形成など，不動による廃用症候群を引き起こす原因となることもある．

- 一般にRA患者では関節に対する運動負荷の影響が懸念されるが，疾患活動性の高いRA患者に適切な運動療法を実施しても疾患活動性は悪化せず，むしろ疼痛スコアや筋力低下が改善したという報告[1]もある．拘縮の予防という観点からも装具などで関節を保護した状態でゆっくりと痛みのない範囲でROM訓練をするなど軽めの運動は推奨されるので，痛みや関節破壊の程度に応じて動かすことを念頭に置く必要がある．

- また，この時期の筋力低下を起こさないためのトレーニングとしては，関節運動を伴わない**等尺性収縮**での運動が望ましい．

3 寛解期のリハビリテーション

- 非炎症期（寛解期）のリハビリテーションに関しては，発症早期か晩期か，関節破壊の程度が軽度か高度かなど，さまざまな病期が考えられる．

- 罹病期間が長く関節破壊が高度な場合は高負荷の運動をすると炎症の再燃や疼痛の誘発，関節破壊をさらに助長させることになるため，関節に負担のかからない軽めのROM訓練や装具を使用し関節を保護した状態で行うROM訓練が望ましい．

- 逆に，発症早期で腫れも痛みもなく関節破壊を生じていない場合は，抵抗を加えた**等張性収縮**などの負荷が強めの運動も可能となる．具体的な負荷量としては，最大心拍数の60〜80％に相当する中等度以上の有酸素運動を，医療従事者の指導下にて30〜60分/回，週3回行うことや，最大筋収縮の50〜80％に相当する中等度以上の筋力増強運動を週2〜3回行うことが提案されている[2]．自転車トレーニングやサーキット運動などを含む75分間の高負荷運動療法もRA患者の身体能力を改善するには効果的であるという報告[3]もある．しかし，こうした運動は関節の状態を把握したうえで実施すべきであり，関節に疼痛を生じさせ，腫脹をきたすような強度の運動は避けるべきである（図1）．

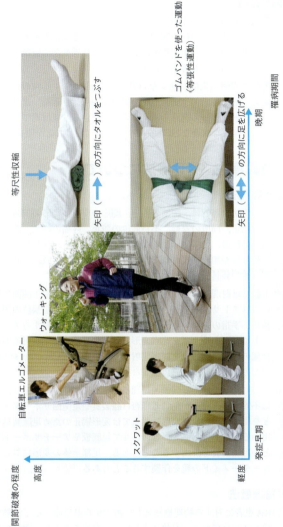

図1 関節破壊の程度と罹病期間に関する運動強度の関係（イメージ図）

> **重要!**
>
> **運動の方法**
> - **等尺性収縮**(炎症が強い場合に行う筋力トレーニング):筋肉の長さを変えずに行う運動で,関節を動かさずに力を入れて行う運動.関節にかかる負担が少なく,炎症期や関節破壊の程度が高度な場合でも行うことができる.
> - **等張性収縮**(炎症が強くない場合に行う運動):筋肉の長さを変えて行う運動で,関節運動を伴いながら行う運動.重りやゴムバンドを使って関節を鍛えることもできる.寛解期で関節の破壊が軽度な場合などに痛みのない範囲で行うことが望ましい.

4 装具療法,物理療法について

1) 装具療法

- 装具療法の目的は,関節の固定,関節の支持,変形の予防,変形の矯正,局所の安静,不良肢位の防止,疼痛の軽減,関節や筋力の代償,日常生活動作(ADL)のアシスト,活動制限の改善や社会参加の支援[4]などがあり,部位別では上肢,下肢,頸部,靴型装具などに分類される.
- 上肢では肘関節の不安定性を改善させる支持装具や手関節に用いるリストサポート,中手指節(MCP)関節の尺側偏位の防止装具,手指のスワンネック変形やボタン穴変形に対するスプリントなどがある.ボタン穴変形では発症早期で変形が可逆的な状態の場合,関節炎を局所注射などで鎮静化し Capener splint などの矯正装具で治療可能となる場合もある(図2,3).
- 下肢に関しては,膝関節・足関節の変形により歩行時や立位時に不安定感,痛みが生じる場合は膝装具や足関節サポーターなどを用いる.前足部変形に対しては変形矯正のため足趾装具を用いるが,中後足部変形と合わせて足底板やアーチサポートなどの足底装具を併用することもある.足部全体の変形に対してオーダーメイドの靴を作製することもある(図4,5).

2) 物理療法

- RA患者に対する物理療法として古くから温泉療法など温熱療法が知られている.温熱により局所の血流を改善し,組織の代謝を活性化,軟部組織の伸張性を高めること,また痛覚受容器

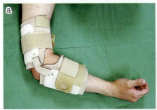
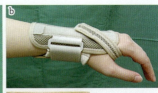
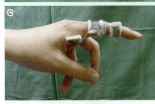
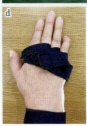

図2 上肢装具の例①
a:岡山大学式肘装具.
b:手関節固定装具.
c:ボタン穴変形用スプリント(Capener splint).
d:尺側偏位防止用スプリント.

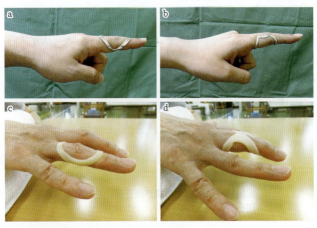

図3 上肢装具の例②
a:スワンネック変形用スプリント(TM-1型:タガワブレース).
b:ボタン穴変形用スプリント(TM-2型:タガワブレース).
c:OT作製 スワンネック変形用スプリント(甲南加古川病院 松尾絹絵先生御提供).
d:OT作製 ボタン穴変形用スプリント(甲南加古川病院 松尾絹絵先生御提供).

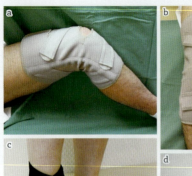
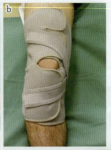
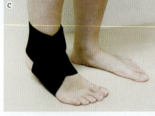
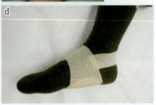

図4 下肢装具の例
a, b：膝装具．
c：足関節サポーター（写真はアンクルクロス）．
d：アーチサポート．

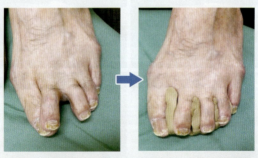

図5 足趾装具の例（左写真が矯正前，右写真が装具着用後）

- の閾値を高めることなどにより関節の腫脹や疼痛を軽減させるといわれている[5]．
- 主に寛解期に適応されるが，医療的には温熱療法としてホットパックやパラフィン浴が表面温熱療法として鎮痛目的に頻用される．超短波，極超短波は深部温熱療法として頻用されるが，人工関節やペースメーカーなど体内に金属が入っている場合は禁忌である．温熱療法の効果として，朝のこわばりに有効とされる一方で，関節内温度の上昇はコラゲナーゼ活性を上昇させ関節破壊を進行させる可能性があるため長時間使用には注意する必要がある[6]．
- その他，寒冷療法としてコールドパック，アイスパックなどが炎症期の消炎鎮痛のため使用される．水治療法として渦流浴が寛解期に鎮痛目的に使用され，経皮的電気刺激（TENS）が関節痛に対して使用されることもある．
- いずれの物理療法も主目的は鎮痛であり，非炎症期（寛解期）に適応されることが多いが，炎症期にも消炎効果を期待して寒冷療法などを行う場合もある．
- 温熱療法を含め物理療法のエビデンスに関する報告は少なく，また海外では効能効果に関する無作為化比較試験（RCT）により推奨度が低いとするものもある[7]．しかし，既存の治療に難治性の関節痛や周辺の筋血流低下に伴う症状に対し温熱による鎮痛効果は短期的には得やすいため，わが国ではホットパックや極超短波が簡便で適応しやすい方法として使用されやすい．

5 最近の話題：骨格筋量の低下，サルコペニアについて

- 骨格筋とは関節を動かすときに使う筋肉で，体を支える筋肉や運動にかかわる筋肉のことである．RA患者の場合，炎症による関節の痛みや変形などの機能障害から運動量が低下し，炎症自体が筋におけるタンパク分解を促進させることにより骨格筋量の低下が生じる．また，高疾患活動性の患者は，低疾患活動性や寛解の患者と比べて骨格筋量が少ないため（自験例，日本リウマチ学会総会2016にて発表），骨格筋量を維持するためにはRAの炎症をコントロールすることが重要である．骨格筋量の低下は，特に高齢患者ではバランス機能の低下も伴い転倒や

骨折のリスクを上昇させる．
- また，RA患者の生命予後は薬物療法とともに改善しているので，RAが十分にコントロールされていても，フレイルやサルコペニアの合併を念頭に置いて運動器リハビリテーション治療を行う必要がある[8]．RA患者において，変形など疾患特有の障害に伴う，身体機能低下，骨格筋量の低下，筋力低下によりサルコペニアに該当する患者も少なくない．RA患者では転倒や骨折のリスクをさらに増大させる危険性があり，運動療法や装具療法などのリハビリテーションによる介入で，そのような機能障害や日常生活動作の改善を図る必要がある．当施設においては筋量評価を行い，患者教育の一環として結果をフィードバックすることで，サルコペニア予防に取り組んでいる．

6 維持期リハビリテーションは介護保険下で

- 「関節リウマチ診療ガイドライン2014」[9] では，RA患者に対する運動療法は有用であると示された．しかし，医療・介護・障害などの制度改正により，外来で行われている維持期リハビリテーションが困難[10]となってきている．
- 病歴の長いRA患者では，大半が維持期リハビリテーションを受けていることが推察されるが，制度改正により手術や急性増悪などの起点がなければ，従来から行われている病院での外来リハビリテーションが受けられなくなった．制度改正により，リハビリーションを自分でせざるをえない状況が生じるため，RA患者自身のセルフケア能力を向上させ，自分自身に合った運動を継続して実施していくことが必要である．
- 介護保険下での継続したリハビリテーションを提供するためには，リウマチ専門病院が中心となって各専門職（リハビリテーション担当，医師，薬剤師，看護師含め）が地域の枠組みを超えてリハビリテーションを提供できる施設との連携を行うことが必要である．

7 おわりに

- RA患者を取り巻く環境は大きく変化しており，医療の進歩に加え医療制度も大きく変化している．罹病期間や関節破壊の程

度，炎症の状態などを考慮して運動療法を選択しその必要性を理解して実施・継続することが重要であり，質の高いエビデンスの蓄積が必要である．

看護師が知っておくべきエビデンス

● 運動療法に関するEULARリコメンデーション

Rausch Osthoff AK, et al・Ann Rheum Dis, 77：1251-1260, 2018

炎症性疾患（RA, PsA）と変形性関節症（股，膝関節）患者に関する運動療法について運動強度，種類，方法に始まり患者教育など網羅的に指針を示した論文である．引用文献も多くリハビリテーション治療に介入する際に参照されたい．

看護実践に向けたアドバイス

① RA患者の日常生活での活動量を把握することが最も重要．
② 病期に関心をもち，適切な運動の指導介入を行う．
③ 医療・介護・障害などの制度を把握したうえで，適応される制度の利用を勧める．

文献

1) Häkkinen A, et al：Arthritis Rheum, 44：515-522, 2001
2) 佐浦隆一：医学のあゆみ，264：1179-1184, 2018
3) de Jong Z, et al：Arthritis Rheum, 48：2415-2424, 2003
4) 関 勝：J Clin Rehabil, 27：326-333, 2018
5) 村澤章：MB Orthopaedics, 22：67-71, 2009
6) 千田益生：RAのリハビリテーションの考え方―注意点と禁忌―．「知っておくべき！整形外科医の関節リウマチ診療ABC」，pp202-204, 文光堂，2016
7) Hurkmans EJ, et al：Acta Reumatol Port, 36：146-158, 2011
8) 佐浦隆一，他：Jpn J Rehabil Med, 54：980-985, 2017
9) リハビリ1 CQ77〜リハビリ3 CQ79．「関節リウマチ診療ガイドライン2014」（日本リウマチ学会/編），pp90-93, メディカルレビュー社，2014
10) 厚生労働省：維持期・生活期リハビリテーションの介護保険への移行，248-250, 2018．https://www.mhlw.go.jp/file/05-Shingikai-12404000-Hokenkyoku-Iryouka/0000191963.pdf

〈藤田慎一朗，西田圭一郎〉

⑩ 関節痛の原因と治療選択

- 関節痛の原因はさまざまであり，関節外病変，関節リウマチ（RA）以外の原因もある．
- 診断には適切な問診，身体所見の採取から総合的に行う．
- 関節痛の治療は，安静，保温，装具，リハビリテーションに加え，貼付剤や非ステロイド性抗炎症薬（NSAIDs）だけではなく，関節注射や手術も選択肢に含めた多面的なアプローチが必要である．

1 はじめに

- これまでの項目でRAの基礎知識，診断，検査，治療についてみてきたが，RA患者において，関節痛の原因は滑膜炎だけではない．RAという診断は間違いなくとも，他の疾患を合併することは珍しくない．特に高齢者は，他の多くの変性疾患をしばしば合併する．
- またRAが原因の関節痛およびそれに関連した痛みでも，その病態は，滑膜炎，関節破壊による痛み，付着部炎，腱鞘滑膜炎，神経痛などさまざまであり，治療や看護を考えるうえで，どのようにして関節痛ないし関連する痛みが起こっているかを明らかにすることは，きわめて重要である．
- 本項では，少し広い視野から，一般的な関節痛と関連する痛みについてまとめ，RAが原因であるものはその病態についても触れたい．以下に原因と症状について，対比する分類を示す．理解の参考とされたい．

2 関節内病変 vs. 関節外病変

- 「関節痛」は通常は関節内病変を原因とする痛みであるが，関節外病変を原因とする痛みであることもあり，この比較から述べたい[1]．

1) 関節内病変

- 関節内には，関節軟骨，滑膜，半月板（膝関節），関節唇（股関節，肩関節），軟骨下骨などの構造があり，これらはそれぞれ関節痛の原因となる．このうち関節軟骨，滑膜，軟骨下骨は，ほぼすべての関節に存在する共通構造であるが，半月板や関節唇は，特定の関節にしか存在しない．そして後者は，それぞれの関節において力学的に重要な働きを担っており，構造が破綻すればそれに伴って相当な痛みや症状の原因となる．痛みの起こり方がそれぞれ特徴的であり，画像診断の助けを得なくとも診断ができることがある．
- また軟骨下骨の異常も起こることがあり，骨壊死がその典型例である．この場合，微小骨折が起こるとその痛みは激烈である．
- RAにおいては，軟骨が消失して，骨がむき出しになり，さらに骨が破壊された場合，強い可動域制限とともに動作時痛はしばしば激烈となる．

2) 関節外病変

- 一方，関節外病変による痛みとしては，付着部炎，腱鞘（滑膜）炎，腱炎，神経痛，筋痛などが典型的であろう．
- 付着部炎は脊椎関節炎の概念が広まったことからよく知られるようになったが，それらの特別の疾患でなくとも，RA患者においてもしばしばみられる．例えば膝関節には鵞足炎と呼ばれる関節内側の痛みがよくみられるが，これはハムストリングスが脛骨近位内側部に付着する部分に起こる付着部炎である．
- よく知られるバネ指は，中手指節（MCP）関節の掌側の痛みが典型的で，患者は関節痛として訴えることがある．
- 神経痛はRAに典型的ではないが，頸椎病変がある場合に，肩の痛みなどとして訴えたり，腰椎病変がある場合に膝の痛みとして訴えることがある．頸椎病変はRAではよく合併するし，腰椎病変は年齢とともにRAであってもなくてもよくみられる．本人が関節痛として訴える症状が，神経痛でありうることは常に念頭に置いておく必要がある．
- 手関節炎ないし屈筋腱鞘炎による手根管症候群（正中神経障害）のときに，神経痛として手関節部痛を訴えることもある．
- また筋痛はリウマチ性多発筋痛症で有名であるが，RAの患者でもときどきみられる症状である．

3 疼痛 vs. こわばり

- どのような原因が主であっても,症状は「痛み」だけとは限らない.よく知られているのが「こわばり」で,典型的な滑膜炎が原因であっても,痛みではなく「こわばり」と患者が表現することがある.RAの症状としてよく知られる「朝のこわばり」にしても,関節炎であることもあるし,腱鞘炎であることもある.
- 痛みにしても患者の表現方法はさまざまで,ずきずきする痛みであったり,鈍痛であったりする.持続時間や症状の経過としては慢性的な経過をたどるのが典型的であるが,時に急性に症状が起こることもあるし,急性に増悪することもある.

> **重要!**
> - 関節痛の原因はさまざまであり,滑膜炎以外にもあることに留意が必要.

4 RA vs. RA以外の疾患

- 関節痛はRAの症状として最も重要で頻度の高いものであるが,RA患者であっても他の疾患を合併することは珍しくない(表).最も頻度の高いものは変形性関節症であろう.高齢発症の患者では,発症前から変形性関節症を罹患していることもしばしばであるし,発症後高齢になった患者では,RAの疾患活動性が落ち着いてくる一方で,変形性関節症を徐々に発症することもよくある.
- またその他にも肩関節周囲炎(いわゆる五十肩,肩腱板断裂など),頸椎症,変形性腰椎症や腰部脊柱管狭窄症などは一般的な変性疾患で,一定の年齢になればいつ罹患しても不思議ではない.すなわちRA患者であっても罹患することはよくみられるため,別の疾患が原因の関節痛ないし関節関連の痛みが起こりうることは常に念頭に置いておくべきである.

5 関節痛の診断

- それでは関節痛が起こったときに,どのように治療すればよい

表 関節痛ないし関節に関連した痛みをきたす疾患（頻度の高いもの）

上肢	関節痛	肩関節周囲炎（いわゆる五十肩，肩腱板断裂など） 変形性関節症（特にDIP関節，母指CM関節） 手関節三角線維複合体損傷
	腱鞘炎	バネ指
	付着部炎	上腕骨外上顆炎（いわゆるテニス肘）
	神経痛	頸椎症，頸椎椎間板ヘルニアなどの頸椎神経根症をきたす頸椎疾患 手根管症候群
下肢	関節痛	変形性関節症（股関節，膝関節） 膝半月板損傷 骨壊死（大腿骨内顆，大腿骨頭）
	付着部炎	鵞足炎
	腱鞘炎	後脛骨筋腱鞘炎，腓骨筋腱鞘炎
	筋膜・腱膜炎	足底腱膜炎
	神経痛	腰椎疾患（腰椎椎間板ヘルニア，腰部脊柱管狭窄症など）

DIP関節：遠位指節間関節，CM関節：手根中手関節．

のであろうか．もちろんそれには，診断がきわめて重要である．RAの患者が手首が痛いと言ったときに，それを滑膜炎による関節炎といつも決めていては同じ治療しかできない．それは手関節の滑膜炎でない場合にはその治療が効かないことを意味する．

- いつからその痛みが起こったのか，どのようなときに痛いのか，逆にどのようなときは痛くないのか，痛みの部位や広がりはどうかなどを丁寧に問診することがまず重要である．
- 次に身体所見を丁寧にとることが重要である．特に疼痛の原因の診断は，解剖学的にどの部位が痛いのかが重要で，どのようなときに痛いのかなどの問診と合わせて，診断をする必要がある．
- また関節痛が起こったときはしばしば関節可動域が制限される．もし関節可動域が全く制限されていない場合は，関節外病変を疑う必要がある．

6 関節痛の治療

1) 保存的治療

- 関節痛の治療は，その診断によって検討する必要がある．一般的には，まずは保存的な治療が原則であり，特に侵襲の少ない治療から選択することとなる．例えば多くの関節痛は動かすと痛みが増強するが，動かさないと軽減するため，強い痛みを生じた場合は，安静が原則となる．
- またそれに加えて，多くの場合は関節を温めた方が痛みが軽減することが多い．感染症などの特殊な急性炎症を除けば，まずは温めることを勧めるべきである．
- さらに関節保護のためにサポーターや装具も重要である．動かさなければ痛みはましといっても，手関節や手指は動かさないということは現実的に難しいため，装具を使って関節可動域を制限し，同時に保温することで，ある程度動かしても痛みが強くならないように調整することが可能である．

2) 運動療法

- 一方，動かさないことで痛みは軽減したとしても，ずっと動かさなければ最終的に関節が拘縮して動かせなくなる危惧がある．常に，痛みが強くならない範囲では動かすことを念頭に置く必要があり，場合によっては理学療法士，作業療法士などとリハビリテーションを考えた方がよいこともある．
- 運動療法は，筋力増強や使いやすさを向上させるなどの効果とともに，疼痛も軽減させることがメタ解析で報告されている[2]．さらにRAの疾患活動性そのものも軽減させる作用があることが報告されており[3]，また歩行などの基本動作や日常生活のしやすさなどに直結するため，常に医療者が働きかけて指導を行うべきである．

3) 薬物治療

- 薬物治療としては，NSAIDsの貼付剤は頻用される．皮膚障害には注意が必要ではあるものの，必要に応じて適切に使用するべきである．痛みが強ければ，NSAIDsや鎮痛薬の内服も重要である．定期的な内服は勧められないものの，副作用には注意しながら適切に使用すれば，日常生活動作（ADL）の向上につ

- ながりうる.
- もし,これらの薬物治療では無効であり,また強い痛みを生じる場合は,関節注射が適応となりうる.関節注射はその効果が一過性であることもあるが,比較的長期間効果が持続することもあり,痛みが強くて日常生活に著明な制限を生じてしまっている場合は,考慮すべきである[4].ただし股関節など,関節注射の適応とならない関節もあるし,また注射の回数に制限もあるため,適切なときに適切な回数で注射を行う必要がある.なお関節に注射する薬剤としては,ステロイド,ヒアルロン酸,リドカインなどしかなく,RAにはステロイドがよく使われるが,使いすぎないようにすべきである.

4) 手術

- そして最後の手段として,手術がある.手術は最後の手段であるが,股関節,膝関節などの特定の関節では,除痛と機能回復に絶大な効果があり,必要があれば時期を逸さずに施行する勇気が必要である.またこれら手術には全身の疾患活動性を下げる効果があることも示されている[5].
- 一方,股関節や膝関節の関節破壊が手術が必要になるほど進行することは,現在の治療体系ではそれほど多くはなくなったが,手関節・手指と並んで罹患頻度の高い足趾変形は,今でも疼痛で歩行障害をきたす場合が少なくない.手術をすれば変形の矯正とともに,疼痛も大きく減ずることを医療者が患者に伝えることも必要であろう.
- その他,手術の適応と種類などについては文献[6]とともに「第I部-第3章-⑧手術療法」を参照されたい.

重要!
- 関節痛の治療は,貼付剤やNSAIDsだけではなく,多面的なアプローチが可能.

看護師が知っておくべきエビデンス

● 関節注射はTreat to Target(T2T)に有用[4]

Hetland ML, et al:Ann Rheum Dis, 71:851-856, 2012

160人のRA患者に対して,関節腫脹をきたした関節にステロ

イドの関節注射を行ったところ，初回投与では，56.6％の関節で2年間その関節腫脹の再燃はなかった．一度の関節ステロイド注射が長期間有効であることを示したエビデンスである．

看護実践に向けたアドバイス

①まず患者の訴えをよく聞こう．

②いつから，どのようにして痛くなったのか，どのようなときに痛いのかで診断は絞られる．

③関節痛を起こす滑膜炎以外の原因をなるべく多く知っておこう．

④治療はまず安静から，保温や装具も有効．

⑤基本的な治療が無効な場合は，いろいろな選択肢がありうることを伝えよう．

文献
1) 「骨とはなにか，関節とはなにか」(伊藤 宣/監・著)，ミネルヴァ書房，2016
2) Baillet A, et al：Rheumatology (Oxford), 51：519-527, 2012
3) Lamb SE, et al：Lancet, 385：421-429, 2015
4) Hetland ML, et al：Ann Rheum Dis, 71：851-856, 2012
5) 「関節リウマチ―「流れる」病気，関節リウマチを知る」(伊藤 宣/監)，ミネルヴァ書房，2016
6) 伊藤 宣：外科的治療と周術期のケア．「最新醫學別冊 診断と治療のABC 126 関節リウマチ」(山本一彦/編)，pp169-174, 最新医学社，2017

〈伊藤　宣〉

①骨粗鬆症とその予防

- 関節リウマチ（RA）患者では骨粗鬆症の合併率および骨折のリスクが高く，早期からの対策が必要である．
- 骨粗鬆症の発症には全身性の炎症，日常生活動作（ADL）低下，薬剤（特にステロイド）など多くの要因が関与し，複雑な病態を呈する．
- 疾患活動性のコントロールが骨粗鬆症予防・治療の基本であるが，ビスホスホネート製剤を中心とした骨粗鬆症薬の使用も必要であることが多い．

1 病態

1) RAの影響

- RAは主に関節滑膜に炎症を生じ，進行すると関節の変形をきたす自己免疫疾患である．RAは関節症状のみならず関節外症状として間質性肺炎，血管炎などを合併することもあり，続発性骨粗鬆症をきたす代表的疾患の1つでもある．RAの骨粗鬆症は炎症のある関節周囲に起こる傍関節性のものと全身性に生じるものがあり，骨密度の低下に比して骨折率が高いことが知られている[1]．
- RAの罹病期間が長いほど骨密度の低下は顕著であり，疾患活動性と相関するという報告が多い．RAに伴う骨粗鬆症の発症には，全身性の炎症による骨吸収の亢進および骨吸収の低下が重要な役割を果たすが，これに加えてADL低下による不動や日光曝露機会の減少，薬剤（特にステロイド）なども関与し，複雑な病態を呈する．
- RA患者における骨粗鬆症では一般的な骨粗鬆症の危険因子である高齢，女性，低体重に加えて炎症反応高値，日常生活障害，低体重が知られている．

2) 骨破壊の機序

- 骨は破骨細胞による骨吸収と骨芽細胞による骨形成を繰り返す

ことにより常につくり変えられており，これは骨のリモデリングと呼ばれる．骨吸収と骨形成のバランスが崩れて骨吸収が優勢となると骨粗鬆症となる．
- 骨芽細胞は破骨細胞の分化や機能に重要なRANKL（receptor activator of NF-κB ligand）を発現する．一方，前破骨細胞の細胞膜上にはRANKLの受容体RANKが発現しており，RANKLがRANKに結合することにより成熟破骨細胞への分化が誘導される．
- RAにおいては腫瘍壊死因子（TNF）-α，インターロイキン（IL）-6などの炎症性サイトカインの作用により，骨芽細胞のみならず活性化T細胞や滑膜線維芽細胞でのRANKL発現が亢進する．これにより破骨細胞による骨吸収が亢進するとともに，骨芽細胞による骨形成の抑制も生じることが知られている[2]．

2 骨折

- RA患者においては関節の炎症や痛みにより活動性が低下しているが，これに骨折が加わるとさらにADLの低下は著しく，生活の質（QOL）は損なわれ，生命予後の悪化にもつながる．
- 骨粗鬆症を有するRA患者では，椎体骨折や股関節骨折の頻度が非RAの骨粗鬆症患者より高いことが報告されており，椎体変形の頻度は健常人の2倍であるとされている．30,262例のRA患者の解析からは，RA患者では特に股関節，脊椎の骨折危険度が高いことが報告されている[3]．股関節骨折の危険因子としては，長期罹患（10年以上），BMI低値，ステロイド使用が有意であった．その他にも高齢，高HAQスコア，骨折既往などが骨折危険因子として報告されている．
- RA患者に生じた骨折のうち70％は明らかな受傷機転のない骨脆弱性骨折であり，疼痛発生時の単純X線にて明らかな骨折所見のないものが約40％であったとの報告もある[4]．

3 予防・治療

- RA患者では骨粗鬆症の合併頻度が高く，特にステロイド内服中の患者においてはその傾向が顕著である．よって，早期より積極的な骨粗鬆症予防のための対策が必要と考えられる．

1) 抗リウマチ薬の効果

- 前述のようにRAによる炎症および活動性の低下が骨粗鬆症の原因となるため，まず抗リウマチ薬の使用によって疾患活動性を抑制し，ADLを維持することが予防・治療の基本となる．特に抗TNF製剤はRAの炎症抑制を介して骨吸収を抑制するとともに，直接破骨細胞を抑制する効果も有している．実際，抗TNF製剤投与により骨吸収マーカーは低下することが報告されている．抗TNF製剤以外の生物学的製剤についてはエビデンスがまだ少ないが，同様の効果を有することが予想される．

2) ステロイド内服患者における予防

- ステロイドは骨局所に作用して骨芽細胞による骨形成の低下や破骨細胞による骨吸収の亢進を引き起こすとともに，腸管からのカルシウム（Ca）吸収の低下や二次性副甲状腺機能亢進の原因ともなる．ステロイド開始後の骨減少率は最初の数カ月間で高く，骨密度減少が生じる前から骨折リスクの増加が起きるのが特徴である．
- ステロイド内服患者においては，日本骨代謝学会より提出された「ステロイド性骨粗鬆症の管理と治療ガイドライン」[5]を参考として適切な骨粗鬆症予防・治療を行う必要がある．
- 経口ステロイドを3カ月以上服用予定の患者に対してはライフスタイルの改善，食事栄養指導，運動療法といった一般的指導を行うとともに，個々の骨折危険因子をスコアにより評価する．既存骨折のあるものや65歳以上，プレドニゾロン換算で7.5 mg/日以上，腰椎骨密度YAM（若年成人平均値）70％未満は単独で薬物療法の適応となる．

3) 治療

- 治療の第一選択薬はビスホスホネート製剤（アレンドロネート，リセドロネート）である．アレンドロネートはステロイド内服中のRA患者における骨粗鬆症に対して効果があることが示されている[6]．
- RA患者ではビタミンD欠乏が多いとの報告もあるので，ビタミンD_3製剤の併用も考慮する．
- 近年，破骨細胞分化因子であるRANKLに対する完全ヒト型モノクローナル抗体であるデノスマブ（プラリア®）が開発され

た．デノスマブはRA患者において腰椎，股関節，大腿骨転子部，大腿骨頸部のすべてにおいて骨密度を上昇させるとともに，コントロール群と比較して有意に骨びらんを抑制することが示された．そのためわが国では骨粗鬆症に加えて「関節リウマチに伴う骨びらんの進行抑制」の効能も追加された．

- 一方，骨形成促進薬として現在唯一使用可能なのはPTH製剤であるテリパラチドである．テリパラチドはステロイド使用中のRA患者においても骨密度を上昇させ，骨折を抑制することが報告されている．しかしながら，骨びらんに対する効果は明らかではない．テリパラチドは2年までしか使用できないので使用のタイミングに注意が必要である．
- デノスマブとテリパラチドを切り替えて使用する場合は後者を先に使用してから前者を使用する方が骨密度の増加効果が高いことが報告されている[7]．

看護師が知っておくべきエビデンス

● RA患者の骨粗鬆症罹患率

Haugeberg G, et al：Arthritis Rheum, 43：522-530, 2000

20〜70歳の女性RA患者について各年齢層における骨粗鬆症の頻度を健常人と比較した研究．すべての年齢層でRA患者は約2倍の骨粗鬆症罹患率であった．RA患者と健常人の骨密度を比較した初めての報告である．

文献

1) Kim SY, et al：Arthritis Res Ther, 12：R154, 2010
2) Serlulu D, et al：Ann N Y Acad Sci, 966：502-507, 2002
3) van Staa TP, et al：Arthritis Rheum, 54：3104-3112, 2006
4) Nampei A, et al：Mod Rheumatol, 18：170-176, 2008
5) Suzuki Y, et al：J Bone Miner Metab, 32：337-350, 2014
6) Lems WF, et al：Osteoporos Int, 17：716-723, 2006
7) Leder BZ, et al：Lancet, 386：1147-1155, 2015

〈廣瀬　旬，田中　栄〉

②関節リウマチと鑑別が必要な疾患

- 関節リウマチ（RA）は全身の関節の疼痛，腫脹を呈する慢性の炎症性疾患であり，診断は2010年に米国リウマチ学会/欧州リウマチ学会（ACR/EULAR）で制定された分類基準に準じている（「第Ⅰ部-第2章-①診断」参照）．
- 関節の疼痛，腫脹をきたす疾患には，膠原病，感染症，皮膚疾患，炎症性疾患，変性疾患など多数あり，それぞれの疾患との鑑別が重要である．また，RAの合併症もあり，診断には注意を要する．

1 はじめに

- 本項では，p.43に掲載のACR/EULARが提示している「関節リウマチ鑑別疾患難易度別リスト」のなかでも特に鑑別が難しい膠原病，ウイルス感染症，リウマチ性多発筋痛症（PMR），乾癬性関節炎，頻度の高い疾患について概説する．

2 膠原病（表1）

1）シェーグレン症候群（SS）

- ドライアイ，ドライマウス，関節痛・腫脹を共通症状として，全身の臓器病変を呈する膠原病である．1999年に制定された厚生労働省改訂基準があり，診断される（表2）．RAの初期段階と鑑別すべき疾患であるとともに，SSの約15％にRAを合併する疾患である．しかし，基本的にはRAと異なり骨破壊を呈することは稀である．

2）全身性エリテマトーデス（SLE）

- 全身の臓器病変，抗核抗体，抗DNA抗体などさまざまな自己抗体を呈する膠原病である．診断は1997年にACRで改訂された分類基準による（表3）．RAと鑑別を要する関節炎を呈するが骨破壊にはいたらない．

表1 RAと鑑別が必要な膠原病

鑑別難易度（高）
1. シェーグレン症候群（SS）
2. 全身性エリテマトーデス（SLE）
3. 混合性結合組織病（MCTD）
4. 皮膚筋炎（DM）・多発筋炎（PM）
5. 全身性強皮症（SSc）

鑑別難易度（中）
6. ベーチェット病
7. 血管炎症候群
8. 成人スチル病
9. RS3PE
10. 再発性多発軟骨炎

表2 シェーグレン症候群の改訂診断基準（旧厚生省1999年）

1. **生検病理組織検査**で次のいずれかの陽性所見を認めること
   A) 口唇腺組織で4 mm^{2}あたり1 focus（導管周囲に50個以上のリンパ球浸潤）以上
   B) 涙腺組織で4 mm^{2}あたり1 focus（導管周囲に50個以上のリンパ球浸潤）以上

2. **口腔検査**で次のいずれかの陽性所見を認めること
   A) 唾液腺造影でStage I（直径1 mm未満の小点状陰影）以上の異常所見
   B) 唾液分泌量低下（ガム試験にて10分間で10 mL以下またはSaxonテストにて2分間で2 g以下）があり，かつ**唾液腺シンチグラフィー**にて機能低下の所見

3. **眼科検査**で次のいずれかの陽性所見を認めること
   A) Schirmer試験で5分間に5 mm以下で，かつ**ローズベンガル試験**で陽性（van Bijsterveldスコア）で3以上
   B) Schirmer試験で5分間に5 mm以下で，かつ**蛍光色素試験**で陽性

4. **血清検査**で次のいずれかの陽性所見を認めること
   A) 抗Ro/SS-A抗体陽性
   B) 抗La/SS-B抗体陽性

<診断基準>
上の4項目のうち，いずれか2項目以上を満たせばシェーグレン症候群と診断する

3) 皮膚筋炎・多発性筋炎（DM・PM）

● 主に体幹や四肢近位筋，頸筋，咽頭筋などの筋力低下をきたす自己免疫性疾患である．典型的な皮疹を伴うものは，皮膚筋炎

表3 全身性エリテマトーデスの分類基準（ACR1997年）

1. 顔面紅斑
2. 円板状皮疹
3. 光線過敏症
4. 口腔内潰瘍（無痛性で口腔あるいは鼻咽腔に出現）
5. 関節炎（2関節以上で非破壊性）
6. 漿膜炎（胸膜炎あるいは心膜炎）
7. 腎病変（0.5 g/日以上の持続的蛋白尿か細胞性円柱の出現）
8. 神経学的病変（痙攣発作あるいは精神障害）
9. 血液学的異常（溶血性貧血，4,000/mm^{3}以下の白血球減少，1,500/mm^{3}以下のリンパ球減少または10万/mm^{3}以下の血小板減少）
10. 免疫学的異常〔抗2本鎖DNA抗体陽性，抗Sm抗体陽性または抗リン脂質抗体陽性（抗カルジオリピン抗体，ループスアンチコアグラント，梅毒反応偽陽性）〕
11. 抗核抗体陽性

［診断のカテゴリー］
上記項目のうち4項目以上を満たす場合，全身性エリテマトーデスと診断する．

と呼ぶ．診断は2017年の厚生労働省基準による（表4）．関節病変はRAのように骨破壊にはいたらない．

4) 全身性強皮症（SSc）

- 皮膚や内臓が硬くなる変化（硬化）を特徴とし，慢性に経過する疾患である．診断は，厚生労働省基準（2010年）による（表5）．指先の硬化が強い症例では指先端の骨の破壊が生じてくる．

5) 混合性結合組織病（MCTD）

- SLE，PM・DM，SScなどにみられる症状や所見が混在し，血清中に抗U1RNP抗体がみられる疾患である．診断は厚生労働省基準（2004年）による（表6）．

3 ウイルス感染に伴う関節炎

- 全身の関節痛や腫脹を伴うウイルス感染症として，パルボウイルスや風疹ウイルス感染症などがあげられる（表7）．発熱や発疹の有無，血清中の抗体価，抗原の有無などからRAとの鑑別は容易である．

表4　皮膚筋炎・多発性筋炎の診断基準（厚生労働省2017）

1．診断基準項目
(1) 皮膚症状
　(a) ヘリオトロープ疹：両側または片側の眼瞼部の紫紅色浮腫性紅斑
　(b) ゴットロン丘疹：手指関節背面の丘疹
　(c) ゴットロン徴候：手指関節背面および四肢関節背面の紅斑
(2) 上肢または下肢の近位部の筋力低下
(3) 筋肉の自発痛または把握痛
(4) 血清中筋原性酵素（クレアチンキナーゼまたはアルドラーゼ）の上昇
(5) 筋炎を示す筋電図変化
(6) 骨破壊を伴わない関節炎または関節痛
(7) 全身性炎症所見（発熱，CRP上昇，または赤沈亢進）
(8) 抗アミノアシルtRNA合成酵素抗体（抗Jo-1抗体を含む）陽性
(9) 筋生検で筋炎の病理所見：筋線維の変性および細胞浸潤

2．診断のカテゴリー
皮膚筋炎：（1）の皮膚症状の（a）～（c）の1項目以上を満たし，かつ経過中に（2）～（9）の項目中4項目以上を満たすもの．
　なお，皮膚症状のみで皮膚病理学的所見が皮膚筋炎に合致するものは，無筋症性皮膚筋炎として皮膚筋炎に含む．
多発性筋炎：（2）～（9）の項目中4項目以上を満たすもの．

3．鑑別診断を要する疾患
感染による筋炎，薬剤誘発性ミオパチー，内分泌異常に基づくミオパチー，筋ジストロフィーその他の先天性筋疾患，湿疹・皮膚炎群を含むその他の皮膚疾患

表5　強皮症の診断基準（厚生労働省2010年）

大基準
　手指あるいは足趾を越える皮膚硬化*
小基準
　1）手指あるいは足趾に限局する皮膚硬化
　2）手指尖端の陥凹性瘢痕，あるいは指腹の萎縮**
　3）両側性肺基底部の線維症
　4）抗Scl-70（トポイソメラーゼⅠ）抗体，抗セントロメア抗体，抗RNAポリメラーゼⅢ抗体陽性

診断のカテゴリー
　大基準，あるいは小基準1）かつ2）～4）の1項目以上を満たせば全身性強皮症と診断

＊限局性強皮症（いわゆるモルフィア）を除外する．
＊＊手指の循環障害によるもので，外傷などによるものを除く．

表6 混合性結合組織病の診断基準（厚生労働省2004年）

1. 共通所見
 1 レイノー現象
 2 指ないし手背の腫脹

2. 免疫学的所見
 抗U1RNP抗体陽性

3. 混合所見
(1) 全身性エリテマトーデス様所見
 1 多発関節炎
 2 リンパ節腫脹
 3 顔面紅斑
 4 心膜炎または胸膜炎
 5 白血球減少（4,000/μL以下）または血小板減少（10万/μL以下）
(2) 強皮症様所見
 1 手指に限局した皮膚硬化
 2 肺線維症，拘束性換気障害（%VC＝80%以下）または肺拡散能低下（%DLco＝70%以下）
 3 食道蠕動低下または拡張
(3) 多発性筋炎様所見
 1 筋力低下
 2 筋原性酵素（CKなど）上昇
 3 筋電図における筋原性異常所見

（診断）
・1の1所見以上が陽性
・2の所見が陽性
・3の(1), (2), (3)項のうち, 2項以上につき, それぞれ1所見以上が陽性
以上の3項目を満たす場合を混合性結合組織病と診断する．

4 細菌感染に伴う関節炎

- 関節炎を誘導する細菌として，一般細菌であるブドウ球菌，レンサ球菌，淋菌，ライム病や梅毒を引き起こすスピロヘータ，結核菌，真菌などがある．RAとの鑑別には，細菌の有無，抗菌薬が有効であるか否か，などにより容易である．

5 リウマチ性多発筋痛症（PMR）

- 高齢者に多く発症し，肩の痛み，体に近い側の肩や上腕，大腿などの四肢近位筋主体の痛みや朝のこわばりと，微熱，倦怠感

表7 関節炎を起こすウイルス感染

1. 関節炎を頻発
1) ヒトパルボウイルスB19
2) 風疹

2. 時に関節炎を発症
1) B型肝炎ウイルス
2) C型肝炎ウイルス
3) HTLV-Iウイルス
4) HIVウイルス
5) ムンプスウイルス
6) 水痘ウイルス

3. 稀に関節炎を発症
1) 7型アデノウイルス
2) 帯状疱疹ウイルス
3) 単純ヘルペスウイルス
4) EBウイルス
5) サイトメガロウイルス
6) コクサッキーウイルス
7) エコーウイルス

を呈する炎症性疾患である。診断は、Bird（バード）の診断基準（1979年）が有用とされている。2012年にはACR/EULAR分類アルゴリズムも発表されている。

①両側の肩の痛み、またはこわばり感
②発症2週間以内に症状が完成する
③発症後はじめての赤沈値が40 mm/時以上
④1時間以上続く朝のこわばり
⑤65歳以上発症
⑥抑うつ症状もしくは体重減少
⑦両側上腕の筋の圧痛

の7項目中3項目を満たすと診断される。RAと異なり骨破壊性の関節炎はない。

6 乾癬性関節炎

● 皮膚疾患である乾癬に関節炎を伴った病態である。RAの好発部位が中手指節（MCP）関節や近位指節間（PIP）関節である

のに対して,遠位指節間(DIP)関節が中心である.関節炎のほか,指炎,付着部炎,腱鞘炎,脊椎炎などを呈する.診断は2006年のCASPAR(classification criteria for psoriatic arthritis)の分類基準による.

①現在乾癬にかかっている,または過去に乾癬があった,または兄弟姉妹や両親,祖父母に乾癬の方がいる
②典型的な乾癬の爪病変(爪剥離症,陥凹,過角化)がある
③リウマトイド因子が陰性
④指全体が腫れる指炎がある(あった)
⑤手,足のX線検査で特徴的な所見(関節近傍の新骨形成)がある

の5項目中3項目以上陽性で診断する.皮疹の有無や指炎,付着部炎の有無により鑑別が可能である.

7 変形性関節炎

- 加齢現象による関節炎でDIP関節,膝関節,股関節に好発する.軟骨が減少し関節裂隙が狭小化することと骨過形成による骨棘形成がみられる.X線によりRAと診断が可能である.

看護実践に向けた**アドバイス**

関節の疼痛,腫脹を呈する疾患はたくさんある.症状,諸検査の結果を総合して確定診断を行い,適切な治療をすることが重要である.

〈住田孝之〉

③脊椎関節炎

- 脊椎関節炎(SpA)は,主に脊椎や仙腸関節などの体軸関節や末梢の関節に炎症をきたす疾患の一群で,強直性脊椎炎(AS)が代表的なものである.
- それぞれ特徴的な症状や共通点を有しているが,*HLA-B27*との関連性が指摘されている.
- 治療は非ステロイド性抗炎症薬(NSAIDs)やステロイドが主で,効果的に改善を導くことが困難であったが,近年,生物学的製剤が登場し,著しい改善を導くことも可能となった.

1 概要

- SpAは,主に脊椎や仙腸関節などの体軸関節や末梢の関節に炎症をきたす疾患で,他に腱や靱帯の付着部炎,ぶどう膜炎,指趾炎,乾癬,炎症性腸疾患などを合併する.その代表的疾患としてASが知られている.これに加え,乾癬性関節炎(PsA),反応性関節炎(ReA),ぶどう膜炎関連関節炎,炎症性腸疾患関連関節炎,またはそれらのどれにも分類されない分類不能脊椎関節炎などが含まれ,それぞれ特徴的な症状や共通点を有している(図1).
- 通常血清反応(リウマトイド因子や抗CCP抗体)は陰性で,男女比3~5:1と男性に多い.
- 原因は不明であるが*HLA-B27*との関連性が指摘されている.日本人では*HLA-B27*の保有率が0.3%と非常に稀で,その有病率もきわめて低い.従来の治療はNSAIDsやステロイドが主で,効果的に改善を導くことが困難であったが,近年,腫瘍壊死因子(TNF)-α阻害薬やインターロイキン(IL)-12/IL-23,IL-17に対する抗体などの生物学的製剤が登場し,著しい改善を導くことも可能となった.

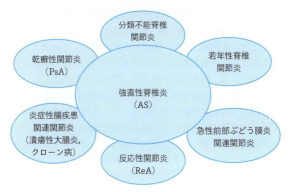

図1 脊椎関節炎（SpA）の分類

2 疫学

- ASは40歳前の若い男性に多い疾患で，その男女比は3〜4：1となっている．
- 原因は不明であるが，*HLA-B27*との相関がきわめて強く，その保有率が0.3％と低いわが国のASの有病率は0.0065％とされている．しかし，*HLA-B27*の保有率が9％とされるドイツでは0.66％，ノルウェーでは1.1〜1.4％とされている．発症にはこの遺伝的背景に加え，細菌などの感染症に伴う免疫反応の関連が指摘されている．

3 症状

1) 全身症状

- 脊柱を中心とする朝のこわばり，体重減少，疲労感，発熱，貧血などを認める．

2) 脊椎・関節症状

- 脊椎・仙腸関節炎による項部痛，肩甲背部痛，胸部痛（肋骨の付着部）などが主症状である．これらの症状は朝に強く，活動開始後や運動により軽減し，安静によりむしろ悪化するところに特徴がある．進行に伴い脊柱の可動制限が起こり，次第に脊柱は後弯し，特徴的な前傾・前屈姿勢を呈し，最終的には強直

- にいたる．また，胸郭拡張制限により腹式呼吸となる．
- ASの末梢関節炎は股，膝，足など下肢に優位で，肩関節など体幹に近い大関節に多い．関節リウマチ（RA）とは異なり，単関節炎または少関節炎のことが多く，手指や足趾の関節炎は稀である．一方，PsAでは手指の第一関節に炎症が起こる．
- 関節周囲の靱帯付着部の炎症はASの特徴的な所見で，アキレス腱や足底腱膜の付着部に好発する．その他，腸骨稜，坐骨結節，大腿骨大転子などに，痛みに加え腫脹が出現する．この付着部炎によりAS，PsAなどでは指（趾）炎がみられることがあり，ソーセージ様に手指，足趾が腫脹する．

3）関節外症状

- AS患者の半数近くで関節外症状が認められる．ぶどう膜炎が51％にみられ，通常片側性で，時に再発を繰り返す．さらに，乾癬が20％で，炎症性腸疾患が19％で，さらにこれらを同時に有する症例が10％でみられる．
- PsAでは多くの場合乾癬を伴うが，患者によく聞かなければ見過ごすことがあるので注意する．

表 改訂ニューヨーク診断基準（1984年）

1. 臨床症状
1) 3カ月以上続く腰痛．安静では不変だが，運動すると改善する
2) 前屈方向・側屈方向の両方における腰椎可動域制限
3) 胸郭運動制限

2. 仙腸関節のX線所見
grade 0　正常
grade 1　疑わしい変化
grade 2　軽度の変化：小さな限局性の侵食像や硬化像
grade 3　侵食像や硬化像の拡大：関節裂隙の幅の変化
grade 4　著しい変化：強直

3. 診断基準
確実例：
1) 両側仙腸関節がgrade 2〜4＋臨床症状1，2，3のうち1項目以上
2) 片側仙腸関節がgrade 3〜4＋臨床症状1，2，3のうち1項目以上
疑い例
1) 臨床症状3項目
2) 臨床症状なし＋X線所見

文献1より作成

4 診断

- 50歳以下で，3カ月以上続く背部痛があり，朝のこわばり，痛みが安静より運動により軽快したり，左右に移動する殿部痛などを認めるとき，改訂ニューヨーク診断基準（表）[1]や体軸性脊椎関節炎分類基準（図2）[2]にもとづいて診断する．ASの診断においては骨X線写真が最も重要である．体軸性脊椎関節炎では仙腸関節が最も早期に炎症を起こし，侵食像や硬化像，さらに関節裂隙の狭小化や強直がみられる．発症後期間が経過すると脊椎にbamboo spine（脊柱が竹状にみえる）と呼ばれる特徴的な画像がみられるようになる（図3）．最近，早期病変を捉えるにはMRIも有用とされている．

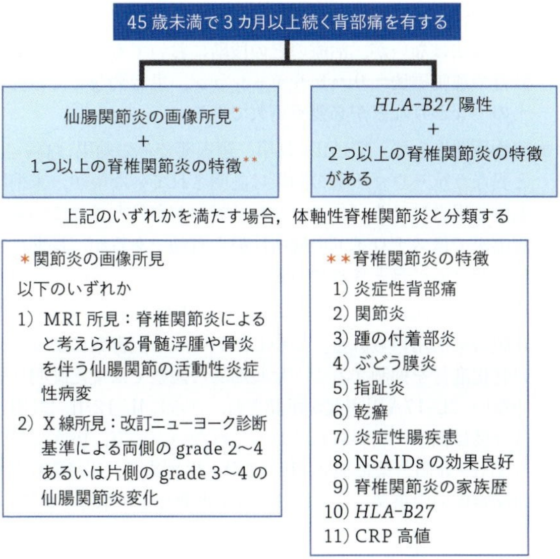

```
        45歳未満で3カ月以上続く背部痛を有する

  仙腸関節炎の画像所見*          HLA-B27陽性
         ＋                        ＋
  1つ以上の脊椎関節炎の特徴**    2つ以上の脊椎関節炎の特徴
                                  がある

     上記のいずれかを満たす場合，体軸性脊椎関節炎と分類する
```

＊関節炎の画像所見
以下のいずれか
1) MRI所見：脊椎関節炎によると考えられる骨髄浮腫や骨炎を伴う仙腸関節の活動性炎症性病変
2) X線所見：改訂ニューヨーク診断基準による両側の grade 2〜4 あるいは片側の grade 3〜4 の仙腸関節炎変化

＊＊脊椎関節炎の特徴
1) 炎症性背部痛
2) 関節炎
3) 踵の付着部炎
4) ぶどう膜炎
5) 指趾炎
6) 乾癬
7) 炎症性腸疾患
8) NSAIDs の効果良好
9) 脊椎関節炎の家族歴
10) HLA-B27
11) CRP 高値

図2 体軸性脊椎関節炎のASAS（Assessment of Spondylo Arthritis International Society）分類基準（2009年）
文献2より引用

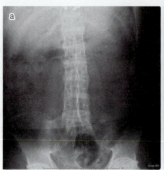
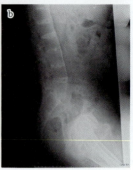

図3 強直性脊椎炎のbamboo spine
a：正面，b：側面．

5 治療

- 根治療法はないが，治療のどの段階においても，患者に対する教育や運動療法，リハビリテーション，患者会などでの患者同士のつながりなどが必要不可欠である．
- 薬物療法として，NSAIDsは第一選択薬でその効果は高い．RAと異なり抗リウマチ薬の効果は証明されていないが，末梢関節主体の場合はサラゾスルファピリジンが有効とされている．付着部炎ではステロイドの局所注射も有効であるが，長期経口投与は避けるべきとされている．
- 従来の治療法によってもコントロール不良のASに対してTNF-α阻害薬が用いられる．しかし，TNF-α阻害薬によって脊椎の骨化進行を抑制することは短期的な観察ではまだ証明されていない．IL-17A阻害薬が承認され，さらにIL-12/IL-23阻害薬も今後は治療に用いられるかもしれない．一方，PsAに対してもTNF-α阻害薬に加え，IL-12/IL-23阻害薬，IL-17およびその受容体の阻害薬，さらにIL-23阻害薬などが承認されている．

看護師が知っておくべきエビデンス

● SpAの解明を妨げる *HLA-B27* の多様性

Khan MA：Curr Opin Rheumatol, 7：263-269, 1995

HLA-B27 は脊椎関節炎の発症に関与する重要な遺伝的素因である．本論文ではそのサブタイプの多様性について解説し，発症にかかわる分子機構解明の困難さが示されている．

看護実践に向けたアドバイス

● 日常生活指導

リハビリテーションを行い，長時間の同じ姿勢，前屈，急な動きを避け，姿勢や動きに気をつけさせる．また，喫煙は避け，ステロイドや生物学的製剤療法では，うがいや手洗いなど感染対策を心がけさせる．

文献

1) van der Linden S, et al：Arthritis Rheum, 27：361-368, 1984
2) Rudwaleit M, et al：Ann Rheum Dis, 68：777-783, 2009

〈髙崎芳成〉

④免疫学の基礎知識

- 免疫とは，自己と非自己の認識を行い，異物を排除しようとする生体防御システムである．
- 免疫細胞間の情報伝達物質であるサイトカインは，関節リウマチ（RA）の病態に深くかかわっており，治療ターゲットになっている．
- 免疫寛容によって自己への攻撃を免れているが，その破綻は自己免疫疾患の原因になる．

1 免疫とは

- 生物は常に外界からの刺激を受け，病原体に感染するリスクにさらされているため，自らの恒常性を保ち生命維持していくうえで，防御機構として免疫システムは欠かせない．また，体内で発生する異常細胞（癌細胞）の集積・増殖を感知して排除する機構として，免疫細胞が注目されている．
- 免疫とは，かつては同じ疫病（感染症）を免れることを意味する"二度なし現象"を示す概念であったが，現在の概念では，自己と非自己の認識を行い，異物を排除しようとする生体防御システムであるといえる．
- その免疫機能が正常に働かない場合は，感染症，アレルギー，自己免疫疾患，悪性腫瘍の発生など，生体にとって不利な反応が起こる（図1）．RAの治療では，自己反応性を抑えるための免疫抑制治療が，易感染性を招いてしまうことがあり，効果と副作用のバランスを上手くとることが必要である．

2 自然免疫と獲得免疫

- 免疫は，その機能的役割から自然免疫と獲得免疫に分けられる（図2）．
- **自然免疫**とは，生来もっている能力であり，侵入してきた病原体や異常な自己細胞をいち早く認識して，排除しようとする生

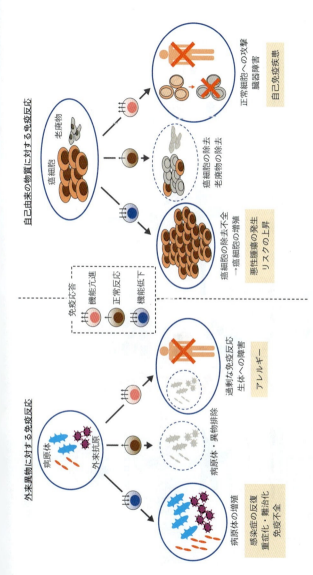

図1 免疫応答の異常によって起こる疾患

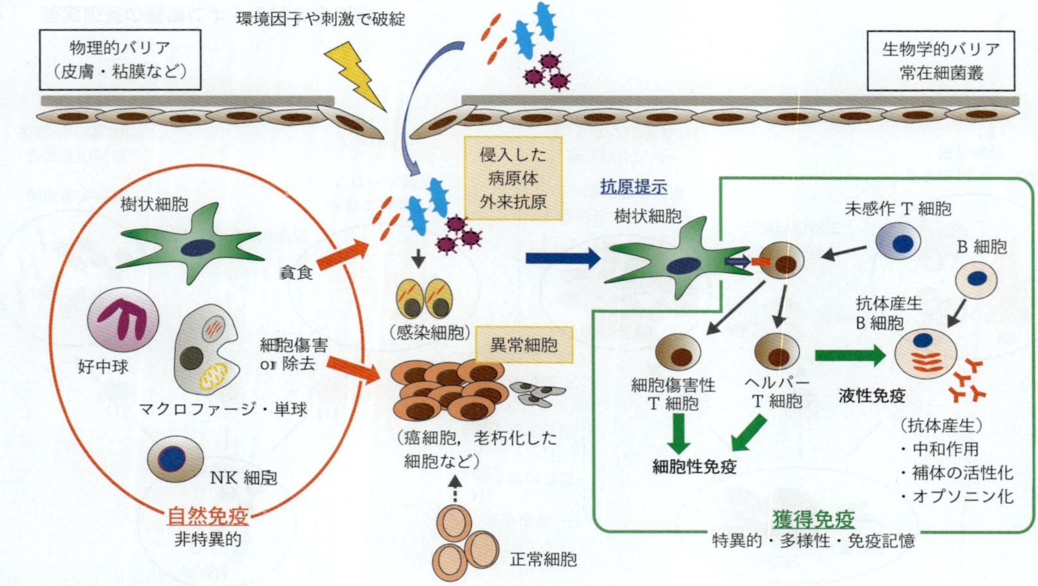

図2 自然免疫と獲得免疫の概略

体防御の最前線を担う．
- 特徴：「自己か非自己か」を非特異的に認識して，直接的に病原体を貪食し感染細胞を破壊することで，異物を除去する．異物排除まで時間が短い．
- 担当細胞：主に好中球やマクロファージ，樹状細胞といった貪食細胞，ナチュラルキラー（NK）細胞．

● **獲得免疫**とは，自然免疫によって誘導されて，より病原体や抗原に特異的な反応をして，効率的に病原体や感染細胞，異常な自己細胞の除去をする．
- 特徴：感染した病原体を特異的に見分け（特異性），それを記憶すること（免疫記憶）で，同じ病原体に出会ったときにより効果的に排除できる．自然免疫に比べると，応答までにかかる時間は長く，数日かかる．
- 担当細胞：主にT細胞（細胞傷害性T細胞，ヘルパーT細胞など）やB細胞といったリンパ球．

3 自然免疫から獲得免疫へ（抗原提示）

● まず，外来・内因性抗原は自然免疫系で異物として認識され除去される．抗原提示細胞は異物を細胞内に取り込んだ後，再度細胞表面にその一部を提示する．T細胞は受容体を介してその異物を認識する．この**抗原提示**というステップを介して，異物は獲得免疫系に認識される（**図2**）．

● 獲得免疫系では，膨大な数の抗原に曝露する対応策として，自らの遺伝子組換えを行うことで，多様で特異的な受容体や抗体を産生するメカニズムを有している．また，一部の細胞は曝露した抗原の情報を記憶する．それによって，多様性や特異性や免疫記憶の機能を獲得し，より効率的に異物除去することが可能になる．

● 抗原提示を受けた後のT細胞は，直接に細胞同士で結合したり，サイトカインという細胞間の情報伝達物質を介したりして，抗原特異的な細胞性免疫・液性免疫といった免疫機能を調節する．

● **細胞性免疫**は，細胞傷害性T細胞やマクロファージなどの細胞成分が，直接異物を攻撃して細胞を傷害し排除する免疫反応であり，抗原特異的な異物除去に役立つ．

● **液性免疫**は，B細胞が産生する抗体がメインとなって起こる反応で，以下で述べる抗体の性質を活かしてより効率的に異物を排除できる．抗体は体内に侵入した病原体などの異物に結合し，①血液や粘膜中に分泌され，異物に結合して無力化する（中和作用），②補体系を活性化し，細菌の細胞壁に穴を開けて殺傷する，③貪食細胞による食作用を促す（オプソニン化）などの効果をもっている．

4 細胞間の情報伝達；サイトカイン

● **サイトカイン**は白血球が分泌する生理活性タンパク質であり，細胞間の情報伝達物質として免疫機能の調節に重要な役割を担っている．免疫系の調節に役立つインターロイキン（IL）類，白血球の遊走を誘導するケモカイン類，ウイルスや細胞の増殖を抑制するインターフェロン（IFN）類などのさまざまな種類が同定されている．シチュエーションに合わせて，さまざまなサイトカインが分泌され，近場から遠くの細胞まで情報を伝達することで，より効率的な免疫応答が可能になる．

● RAの病態に深くかかわる炎症性サイトカインとして，腫瘍壊死因子（TNF）α，IL-6などが知られており，これらのシグナルを阻害する作用をもった抗体が，臨床現場で応用されている．RAにおける抗サイトカイン療法は，従来型の治療と比較して有意に炎症・骨破壊を抑制し，現在のRA治療の主流となってきている．

5 免疫寛容

● 免疫系がさまざまな病原体・異物を排除するために，遺伝子組換えによって特異的受容体や抗体を産生することが可能になった一方で，偶発的に自己反応性のあるものを産生してしまう危険性がある．免疫系は，そういった自己反応性のあるものを除去あるいは不応答化するメカニズムを有しており，**免疫寛容**という．免疫寛容には，リンパ球の発生段階で起こる中枢性寛容と，末梢組織で起こる末梢性寛容がある（図3）．

● 中枢性寛容はT細胞の分化の場である胸腺で起こり，偶発的に発生した自己反応性が高いT細胞は，その分化段階で除去およ

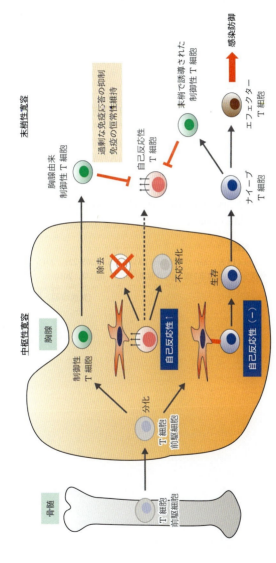

図3 免疫寛容について

- び不応答化される.
- 末梢性寛容は，末梢組織（リンパ節・組織）で起こり，過剰な免疫応答を抑制する制御性T細胞によって，自己反応性リンパ球が除去・不応答化される.

6 おわりに

- これらのしくみの破綻によって，自己免疫疾患が発症する可能性がある．免疫寛容の破綻の原因は，各疾患によってさまざまであり未知の領域も多い．感染を契機に自己免疫疾患が一過性あるいは持続的に生じることや，RA発症の環境因子として喫煙や歯周病や腸内細菌叢の変化などがあげられていることから，菌や抗原となる物質が気道や口腔や腸管で粘膜免疫に曝露されることで，自己抗体の産生や自己反応性細胞の増殖を誘導している可能性がある[1].

文献・参考書籍
1) Mclnnes IB & Schett G : N Engl J Med, 365：2205-2219, 2011
2)「免疫生物学 原書第7版」(笹月健彦/監訳)，南江堂，2010

〈新居卓朗，熊ノ郷 淳〉

第Ⅱ部
実践知識編

①生活指導

- 関節リウマチ（RA）の治療効果を最大限に発揮し生活の質（QOL）の向上を図るために，患者自身が疾患の特性を理解し，適切な行動を選択し実行できるための教育支援の実践[1]．
- 患者のニーズに合わせた適切な医療情報の提供を行うために，専門職としてエビデンスにもとづいた正確な知識や情報を保持する[1]．

1 実施の目的

- 自己管理能力を高め，適切な行動がとれる．
- 治療の継続と生活を両立し，快適な療養生活を送ることができる．
- RAの進行を防いでQOLを向上させるために，適切な治療と生活管理ができる[1]．
- 療養行動の実践に必要な知識とテクニックを身につけることができる[1]．

2 ケアの実践法

RAの治療は，基礎療法とそれを支えている薬物療法，手術療法，リハビリテーション，ケアの4本柱によるトータルマネジメントが基本である（「第Ⅰ部-第3章-①」参照）．基礎療法は，患者自身がRAおよびその治療の基本体系を理解し実践していく治療のベースとなるものである[2]．

1）基礎療法にもとづく指導内容

薬物療法

- 安全，確実な薬物治療のためのアドヒアランスの向上を目指す．
- 治療薬の作用や使用目的，副作用，使用法などをよく理解して正しく使用し，自己調節や自己中断を行わない．
- 定期的に受診して副作用のチェックをし，副作用に対して早期

- に対応する.
- 薬剤ごとに異なる特徴や注意点について知る.
- 消化器障害などの副作用が多い非ステロイド性抗炎症薬（NSAIDs），長期服用で骨粗鬆症や糖尿病などの副作用の可能性がある副腎皮質ステロイド，服用方法が特殊なMTX，在宅自己注射が可能な生物学的製剤など，投与方法や重篤な副作用の発現に注意する.
- 治療薬以外の一般薬や健康食品との飲み合わせにも注意する.

合併症の理解[3, 4)]

- 合併症に対する理解を深めることにより，症状の早期発見や急性増悪を未然に防ぐ.
- **感染症**：ニューモシスチス肺炎，間質性肺炎，細菌性肺炎，帯状疱疹，インフルエンザ，感染性腸炎，副鼻腔炎，蜂窩織炎など.
- **薬剤による肺障害**：間質性肺炎.
- **アミロイドーシス**：消化管アミロイドーシス，腎アミロイドーシス.
- **腎機能障害**：アミロイドーシスによるもの，抗リウマチ薬によるもの.
- **肝機能障害**：薬剤性肝障害，免疫抑制薬や生物学的製剤による肝炎の発症および急性増悪.
- **血液障害**：RAによる炎症性貧血では，体内の貯蔵鉄は低下しておらず，マクロファージなどの鉄の貯蔵細胞からの鉄供給が低下することにより発症するため，RAの疾患活動性のコントロールにより改善する[5)]．服用しているNSAIDs，副腎皮質ステロイドなどによる消化管出血による貧血，抗リウマチ薬による白血球減少症には特に注意する.
- **血管炎**：多発性神経炎，皮膚潰瘍，皮下結節，上強膜炎または虹彩炎，滲出性胸膜炎または心嚢炎，心筋炎，間質性肺炎または肺線維症，臓器梗塞など.
- **悪性腫瘍**：悪性リンパ腫.
- **骨粗鬆症**：炎症性サイトカインによる破骨細胞活性化に伴う骨量減少やステロイドによる骨質低下[6)].
- **ステロイド誘発合併症**：骨粗鬆症，糖尿病，高血圧症，白内障，緑内障.

- 膠原病：全身性エリテマトーデス，強皮症，皮膚筋炎，多発性筋炎，混合性結合組織病，シェーグレン症候群.

安静と運動

- RAは消耗性の疾患であり，全身的，局所的，精神的な安静が必要とされる．症状に合わせて運動と安静のバランスをとることが大切である．
- 睡眠時間や昼寝などで，十分な休養をとる．痛みが睡眠の妨げになる場合は，鎮痛薬や睡眠薬の使用について医師に相談する．
- ストレスや不安など，RAを悪化させる精神的要因をコントロールする．
- 運動療法を行うことで，筋力および心肺機能の向上をはかり，日常生活動作（ADL）を改善し運動能力を保持することによって転倒を防止する．

関節保護

- 変形のない時期から関節保護を心がけ，変形を予防し機能を維持する．
- 関節保護の基本である「小さな関節より大きな関節を使う，小さな筋肉より大きな筋肉を使う」ことにより，局所の安静を保ち，炎症の悪化や変形を予防する．
  - ・例：荷物は指で持たずに肘で持つ，または肩からかける．
  - ・例：鍋は片手鍋よりも両手鍋を使用する．
- 足首や膝や股関節を保護するために肥満を防止し，長時間の起立や歩行は避ける．
- 布団よりベッドを，畳の生活より椅子の生活を，トイレは洋式にするなどの工夫をする．
- 炎症が強い場合には患部を湿布や保冷材などで一時的に冷やすのも有効である．基本的に関節は保温し，全身および患部の冷えを防止する．

食事と栄養

- RAは，慢性的な経過をたどる全身性炎症性疾患であるために，十分なエネルギー，良質のタンパク質，ビタミン，ミネラルを摂取し，栄養バランスの良い食事で全身の栄養状態を良くすることが必要である[7]．
- 炎症の抑制：動物性脂肪に多く含まれる飽和脂肪酸は炎症を惹

起するといわれており,また,エイコサペンタエン酸(EPA)やドコサヘキサエン酸(DHA)などのn-3系脂肪酸は,抗炎作用をもつことがわかっている.n-3系脂肪酸を多く含む青背の魚を積極的に摂取することが,RAの炎症を抑えるためには有効である[7].

- **骨粗鬆症の予防**:カルシウムやビタミンDを多く含んだ食事の積極的な摂取や適度な日光浴が推奨される[8].

2) 指導方法

集団健康学習支援[2]:リウマチ教室など

- 共有する事項について,効率良く指導することができる.

個別健康学習支援[2]:個別指導による生活習慣改善(食事,運動,禁煙)

- ラポール(患者との相互の信頼関係)を築きやすく,個別性に応じた情報提供が可能である.また,改善可能な事柄に対して,具体的なフィードバックができる.

3 到達目標

- **短期的目標**:患者自身が重要性を理解し,生活改善に取り組むことができる.
- **長期的目標**:RAの悪化を予防し,長期的に良好なQOLを維持する.
- **評価の方法とタイミング**:アンケート,チェックリスト,面接法,観察法,診療録のデータなどを活用し,定期的に理解度と実践度,効果について評価する.

看護師が知っておくべきエビデンス

● RAのトータルマネジメントの実践例

「関節リウマチのトータルマネジメント」(日本リウマチ財団/監),医歯薬出版,2011

RAの症状・診断・治療,RA患者の看護,RA患者に対する栄養指導,服薬指導,患者の転倒の予防,妊娠時の注意,患者への精神的なサポートについて,「RAのトータルマネジメント」を実践している第一線の専門家が解説している.

文献・参考書籍

1) 茂木孝：日本呼吸ケア・リハビリテーション学会誌，25：327-330，2015
2) 黒江ゆり子：集団健康学習支援と個別健康学習支援．「新体系看護学全書 経過別成人看護学 慢性期看護」(黒江ゆり子/編)，p79，メヂカルフレンド社，2017
3) 今井淳子：関節外症状．「関節リウマチのトータルマネジメント」(日本リウマチ財団/監)，pp54-59，医歯薬出版，2011
4) 田村麻美，他：合併症治療を目的とした患者への看護．「関節リウマチのトータルマネジメント」(日本リウマチ財団/監)，pp147-151，医歯薬出版，2011
5) 張替秀郎：日内会誌，104：3：567-571，2014
6) 稲村雪子：栄養指導．「関節リウマチのトータルマネジメント」(日本リウマチ財団/監)，pp160-165，医歯薬出版，2011
7) 蛯名耕介：臨床リウマチ，25：14-19，2013
8) C. 関節リウマチ．「骨粗鬆症の予防と治療ガイドライン」(骨粗鬆症の予防と治療ガイドライン作成委員会/編)，p136，日本骨粗鬆症学会，2015
9) 山本純己：リウマチ科，27：568-575，2002
10) 村澤章：患者教育．「関節リウマチのトータルマネジメント」(日本リウマチ財団/監)，p64，医歯薬出版，2011

〈小柳徳子，田中良哉〉

②感染症予防

- 関節リウマチ（RA）の治療薬剤を考慮した対応を行う．

1 実施の目的

- RA治療薬使用中の感染症の早期発見，早期治療に努める．

2 ケアの実践法

1）呼吸器感染症

- 呼吸器感染症は，人の咳やくしゃみなどで飛散する飛沫を介してウイルスや細菌が人の気管内などに入り感染する．
- 呼吸器感染症の症状は，咳，痰，鼻汁，鼻閉などの呼吸器症状のみならず，発熱，頭痛，悪心・嘔吐，全身倦怠感などである．発熱に関しては，微熱で経過する場合も少なくないが，インフルエンザや細菌性肺炎のように38〜40℃といった高熱をきたし，頭痛，悪寒などの全身症状を伴うことも多い．また副鼻腔炎を合併すると黄色や緑色の鼻汁を認めたり，急性気管支炎，細菌性肺炎では大量の痰を排出する場合もあり，重篤化すれば入院治療が必要になる．

かぜ症候群，インフルエンザ，急性気管支炎・細菌性肺炎

- **かぜ症候群**：鼻腔から咽頭までの上気道に急性の炎症を呈した疾患をいう．かぜ症候群の原因は，80〜90％がウイルスといわれている．自覚症状として鼻汁，鼻閉，咽頭痛が主体で，発熱，頭痛，全身倦怠感などがある[1]．
- **インフルエンザ**：インフルエンザウイルスによる急性熱性感染症で，通常は寒い季節に流行する．しかし，最近では一年を通してみられることから，注意が必要である[2]．症状は，突然の発熱（38℃以上の高熱），頭痛，倦怠感，筋肉痛，関節痛などが現れ，咳や鼻汁，咽頭痛といった上気道症状も伴う．インフルエンザ迅速検査キットを用いて短時間で簡便に診断できる．

表 呼吸器感染症の観察項目

観察項目	症状
発熱	・発熱の有無：38℃以上の熱を有するか
脈拍	・頻脈
呼吸状態	・呼吸の回数（呼吸数の増加：肺炎，発熱） ・呼吸音の異常（異常呼吸音：ラ音の有無） ・咳（湿性咳嗽：細菌性の気管支炎や肺炎，乾性咳嗽：間質性肺炎，咳喘息など） ・痰（黄色や緑色など色のついた痰の有無） ・チアノーゼ（顔色，口唇色，爪の色） ・SpO_2：room air で95％以下 ・呼吸困難 ・鼻症状（鼻汁の性質，粘度など，鼻閉の有無，くしゃみ）
その他の症状	・全身倦怠感の有無 ・関節痛（RAの疼痛も含む）の有無 ・腹部症状（悪心・嘔吐，下痢，便秘など）

- **急性気管支炎・細菌性肺炎**：多くは，かぜ症候群のような急性炎症が継続し，下気道（気管，気管支）へ波及することで発症する[3]．原因はかぜ症候群と同様にウイルスによるものが多いといわれており，マイコプラズマ肺炎，百日咳などが原因になる場合もある．ウイルス感染に引き続いて，二次性の細菌感染が起こる場合もある．症状は，咳，痰（膿性痰），発熱（高熱），食欲不振，全身倦怠感などの全身状態を伴う．

- **観察**：
  - 患者が訴える自覚症状を聴取し，自覚症状の内容と治療薬剤への影響を把握する．症状が発現した時期および持続期間（いつから症状があったのか），きっかけ（症状が現れたときに起こった事象）を確認する．
  - 表を参考にバイタルサイン（特に咳や痰の状態，発熱時は発熱の程度），全身状態を観察する．
  - 高齢者では肺炎を起こしても，これらの症状をはっきり示さないこともある[3]ので，患者の訴えに十分注意する．

- **指導**：
  - 疾患の重篤化を防ぐため，症状が現れたらすぐに医療機関へ受診するよう指導する．高熱が続く，経口での飲水摂取ができないなど，全身状態が悪い場合は，入院加療が必要になる．

- 安静,水分摂取,栄養補給[1]を促す.うがい,手洗いの実施,人ごみのなかでのマスクの着用で感染を予防し,規則正しい生活を送ることを心がけるよう指導する.
- インフルエンザに対する抗ウイルス薬は,発症後48時間以内に使用しなければ効果はないといわれているため,患者には早期の受診を指導する[2].患者のまわりでの流行状況,インフルエンザに罹患している人との接触歴の確認を行う.
- 冬季にはインフルエンザワクチンの予防接種を推奨する.
- 高齢患者や肺疾患を合併している患者は特に,肺炎球菌ワクチンの予防接種を推奨する.

肺結核

- 結核菌が肺に感染して起こる疾患である.結核菌に感染した人の咳により飛散した飛沫を近くにいる人が吸うことにより感染する[4].肺結核の問題点として,日本における結核罹患率が高いこと,生物学的製剤を先行して用いた諸外国からの結核罹患増加の報告があり[5],またわが国で実施された腫瘍壊死因子(TNF)α阻害薬の全例調査にて,結核に罹患した症例の報告があることから,RA治療薬を開始する場合は十分なスクリーニングを行わなければならない.また,既感染患者が治療を開始する場合は,治療中に起こる肺結核の再燃を念頭に置き,肺結核の症状である咳,血痰,倦怠感,発熱,寝汗,体重減少などに注意する.

- 日本リウマチ学会のMTX,生物学的製剤,ヤヌスキナーゼ(JAK)阻害薬の使用ガイドラインにて,治療薬剤の開始時には結核のスクリーニングを行う[6-8]と明記されている.結核感染患者には治療開始前に抗結核薬の投与を行い,また既感染患者の場合は予防として抗結核薬を投与する.

- **観察**:微熱や咳が2週間以上続いたり,血痰がある場合は,医療機関に受診し,胸部X線や胸部CT,血液検査(クオンティフェロン® TBゴールドやT-スポット®.*TB*)を行う.結核に罹患した人との接触歴(職場や学校などの公の場で結核に罹患した人がいないか)を聴取する.

- **指導**:咳に対して,必ずマスクを着用するよう指導する.治療薬は忘れずに服薬し,規則正しい生活を送る.結核に罹患した人と接触した場合は,すみやかに医療機関に相談するよう指導する.

ニューモシスチス肺炎

- *Pneumocystis jirovecii*（ニューモシスチス・イロベチイ）による日和見感染症の1つである．副腎皮質ステロイドや免疫抑制薬などの薬剤やAIDSなど免疫抑制状態で間質性肺炎を発症する[9]．
- 観察：症状は，発熱，乾性咳嗽，呼吸困難が自覚症状の3主徴である[9]．胸部X線やCTで両側対称性のびまん性のすりガラス陰影を認める．またβ-Dグルカン値が陽性になる．
- 指導：入院加療が必要になる場合もあるため，症状が継続する場合はすぐに医療機関に受診するよう指導する．

2) 感染性胃腸炎

- 細菌やウイルスなどの病原体による感染症である．主な原因となる病原体には，ノロウイルス，ロタウイルスなどのウイルスのほか，細菌や寄生虫もある．ウイルスによる胃腸炎では，悪心・嘔吐，下痢が主症状である．
- 特別な治療を必要とせず軽快するが，嘔吐，下痢による脱水に注意する必要がある[10]．経口摂取が可能な場合は，電解質と糖質のバランスを考慮した経口補水液を勧め，水分補給を促す．経口摂取が不可能な場合は，医療機関にて点滴による補液を行う．
- 脱水状態になると急速に腎機能を悪化させる危険があるので，MTXのように腎排泄をする薬剤では，休薬する必要がある．
- 観察：嘔吐や下痢の性状や回数を聴取する．経口による水分摂取ができているか，食事の有無を確認する．口渇や皮膚粘膜乾燥など，脱水症状の確認を行う．
- 指導：症状の程度によっては，治療薬剤の休薬が必要になるため，必ず医療機関に連絡もしくは受診するよう指導する．

3) 尿路感染症

急性膀胱炎

- 健常人でもRA患者でも男性より女性に多い疾患である．以前は20歳代の若い女性に多くみられたが，高齢化になるにつれて年配の女性にも増えている．
- 細菌が膀胱に入り，膀胱粘膜に炎症が起こる疾患で，三大症状として①頻尿，②排尿痛，③尿混濁，血尿があげられる[11]．

- 治療薬剤を使用することで免疫抑制状態になり、尿路感染症に容易に罹患することが考えられ、注意をしなければならない。
- **指導**：水分を多めに摂取する、尿を我慢しない、陰部を清潔にする、疲労やストレスをためないなどの指導を行う[11]。

4) 皮膚の感染症

蜂窩織炎

- 皮膚の深い層から皮下の脂肪組織にかけて細菌感染を起こし、炎症をきたす疾患である。人の皮膚は、細菌が体内に侵入しないように非常に強く防御している。虫刺されや切り傷やアトピー性皮膚炎などで皮膚が損傷している場合、細菌に対するバリアが壊れ、細菌が皮膚から侵入する。
- 原因となる病原体は連鎖菌と黄色ブドウ球菌が一般的である。
- 症状は、皮膚が赤く腫れて熱を帯び、触ると痛みを感じる。特に足に起こりやすい。軽症であれば抗菌薬で治療を行うが、重度の場合は点滴による治療を行う[12]。
- **指導**：重症化すると全身に及び、敗血症になる可能性もある。早急な対応を行うために、すぐに医療機関に相談もしくは受診をするよう指導する。

帯状疱疹

- 原因は、帯状疱疹ウイルスによる感染で、一般的に身体の左右どちらか一方にピリピリと刺すような痛みと、神経に沿って水疱が帯状にあらわれる。
- 帯状疱疹ウイルスの初感染は水痘で、水痘の治癒後も体内に潜伏しており、過労や免疫低下などの何らかの誘因で再活性化し、帯状疱疹として発症する[13]。RA治療薬、特にJAK阻害薬治療薬では、帯状疱疹の発現頻度が最も多いという報告がある[14]。
- 帯状疱疹に対する治療の開始遅延や発現場所によっては、帯状疱疹後神経痛が合併する。薬物治療を中心に神経ブロックや理学療法などによる疼痛コントロールを行う。
- **観察**：皮膚の痛み（ピリピリするような）、痛みの場所、赤みや水疱の有無を確認する。症状の発現時期を聴取する。
- **指導**：治療開始時には、帯状疱疹の初期症状と早期受診を十分に説明し、早期治療を意識づける。

5) RA治療薬使用時の注意点

- RA治療薬には易感染状態にさせる作用があり、治療中は十分な注意が必要である.
- 呼吸器感染症のリスク因子として、65歳以上、副腎皮質ステロイドの投与、既存の肺疾患があげられるが、どの年代にも注意喚起を行うことは重要である.
- 感染症に罹患した場合、早期に治療を開始できるように指導するが、トシリズマブのように、その作用からCRPや発熱、倦怠感などの症状をマスキングしてしまう薬剤を使用している患者では、感染症に罹患したことに気づきにくく、重篤化してしまう恐れがあるため、治療薬剤の特性を踏まえた患者指導が重要になる.
- 間質性肺炎や気管支喘息などの肺疾患を合併している場合は、それらに伴う「咳」や「痰」がいつもと比較してどうなのか、鑑別しなければならない.
- RA治療を行う患者に対し、治療薬剤の特徴を十分に理解したうえで、薬剤の特性に沿った感染症の症状を説明し、少しでも「おかしいな?」と感じた場合は、医療機関に連絡もしくは早期の受診を促す指導を行う.

3 到達目標

- **短期的目標**:患者自身が抗リウマチ薬使用による感染リスクを理解し、感染症予防意識をもってもらう.
- **長期的目標**:患者自身が自らの体調を把握でき、異常を感じた際に医療機関への早期連絡、早期受診行動をとれるようにくり返し指導する.
- **評価の方法とタイミング**:抗リウマチ薬の開始時と変更時、季節の変わりめや感染症の流行時期など、定期的に患者の理解度を確認し、感染症予防行動の実施を促す.

看護師が知っておくべきエビデンス

● 生物学的製剤使用時の呼吸器疾患について

「生物学的製剤と呼吸器疾患 診療の手引き」(日本呼吸器学会 生物学的製剤と呼吸器疾患・診療の手引き作成委員会/編), 克誠堂, 2014

生物学的製剤使用時に特に注意すべき呼吸器疾患に関するエビデンスがまとめられており，一度は目を通しておきたい．

文献

1) 日本呼吸器学会：呼吸器の病気「かぜ症候群」．http://www.jrs.or.jp/modules/citizen/index.php?content_id=2
2) 日本呼吸器学会：呼吸器の病気「インフルエンザ」．http://www.jrs.or.jp/modules/citizen/index.php?content_id=126
3) 日本呼吸器学会：呼吸器の病気「急性気管支炎」．http://www.jrs.or.jp/modules/citizen/index.php?content_id=3
4) 日本呼吸器学会：呼吸器の病気「肺結核」．http://www.jrs.or.jp/modules/citizen/index.php?content_id=6
5) 當間重人：複十字，351：14，2013
6) 日本リウマチ学会：関節リウマチ（RA）に対するIL-6阻害薬使用ガイドライン（2018年8月14日改訂版）．https://www.ryumachi-jp.com/info/guideline_IL-6.html
7) 日本リウマチ学会：関節リウマチ（RA）に対するTNF阻害薬使用ガイドライン（2019年6月29日改訂版）．https://www.ryumachi-jp.com/publish/guide/guideline_tnf/
8) 日本リウマチ学会：全例市販後調査のためのバリシチニブ使用ガイドライン．https://www.ryumachi-jp.com/info/guideline_barishichinibu.html
9) 大阪大学大学院医学系研究科 呼吸器・免疫内科学：免疫疾患の解説 ニューモシスチス肺炎 Pneumocystis pneumonia（PCP）．http://www.imed3.med.osaka-u.ac.jp/disease/d-immu12-1.html
10) NIID国立感染症研究所：ノロウイルス感染症とは（IDWR 2007年第9号）．https://www.niid.go.jp/niid/ja/kansennohanashi/452-norovirus-intro.html
11) 東邦大学医療センター大森病院泌尿器科：尿路感染症・間質性膀胱炎．https://www.lab.toho-u.ac.jp/med/omori/urology/patient/cystitis.html
12) Medical Note：蜂窩織炎．https://medicalnote.jp/diseases/蜂窩織炎
13) マルホ株式会社：帯状疱疹って？ http://www.maruho.co.jp/kanja/taijouhoushin/about.html
14) 日本皮膚科学会：ヘルペスと帯状疱疹．http://www.dermatol.or.jp/qa/qa5/q11.html
15) 日本リウマチ学会：全例市販後調査のためのトファシチニブ使用ガイドライン（2014年6月29日改訂版）．https://www.ryumachi-jp.com/info/guideline_tofacitinib.html

〈洲崎みどり，都留智巳〉

③口腔ケア

- 関節リウマチ（RA）患者は上肢，手指の機能障害や開口障害のため口腔衛生不良になりやすく，また免疫抑制薬などの影響により口腔疾患が起こりやすい．
- 口腔ケアにおいて歯面に付着した歯垢（細菌のバイオフィルム）を除去することが重要である．

1 実施の目的

- 口腔内には多数の微生物が存在している．これらが，口腔疾患（う蝕，歯周病，口内炎，口腔カンジダ症など）の原因となるのはもちろんのこと，RAの惹起[1]や口腔病巣から血行感染を経て遅延性人工関節感染[2]をも招く可能性がある．RA患者の口腔ケアはこれらの予防のために口腔内を清潔に保つことを主目的とする．

2 ケアの実践法

1）口腔ケア自立度の把握

- 自己にてどの程度口腔清掃が可能かどうか，患者の日常生活動作（ADL）を的確に把握し，患者に応じた介助が必要である．

2）口腔内の観察

- 歯垢の付着，歯肉の腫脹，食物残渣の有無，歯の動揺，口臭，舌苔，口内炎の有無，開口量，口腔乾燥についてチェックする．

3）患者への口腔清掃指導

- **含嗽**：頬を膨らませてブクブクうがいをして歯と歯の間や口腔前庭部に挟まった食べかすを取り除く[2]．うがいは毎食後に行い，義歯を装着している場合には外してから行う．うがいのみでは歯垢は除去できない．
- **歯磨き法**（図）：歯ブラシで特に歯垢がたまりやすい歯頸部や

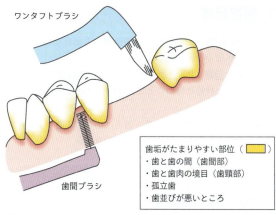

図 歯磨き法
歯ブラシが届きにくい歯間部や孤立歯には，歯間ブラシやワンタフトブラシを使用するとよい．

歯間部を重点的に磨く．歯間部の清掃は歯間ブラシが有効である．歯並びが悪い所や孤立歯は磨き残しが起こりやすいので注意が必要である．歯ブラシが握りにくい，動かしにくい場合には歯ブラシの柄を太くしたり電動歯ブラシを用いる．歯ブラシを的確に歯面に当てられていなければ，歯磨き介助が必要である．

- **義歯の手入れ**：義歯は食後にブラシを使用して流水下で清掃する．義歯を清潔に保つためには義歯洗浄剤が有効である．義歯性口内炎の予防のため1日数時間は義歯を外しておき，義歯の不具合がある場合は無理に使用しないようにして歯科受診を勧める．

4）セルフケア困難患者の口腔ケア

- 誤嚥予防のため坐位またはセミファーラー位で行う．食後にガーゼやスポンジブラシで食べかすを拭き取った後に，歯ブラシ，歯間ブラシ，ワンタフトブラシなどで歯磨きを行う．
- 口腔ケア時には吸引するなどして口腔ケアにより出てくる汚染物の回収を心がける．
- 口腔乾燥がある場合は最後に口腔保湿剤を粘膜に塗布する．

3 到達目標

- **短期的目標**：患者自身に口腔衛生の重要性を理解してもらい，口腔疾患の予防に関心をもってもらう．
- **長期的目標**：RA患者に起こりうる口腔疾患を予防し口腔機能を良好な状態に保つことで長期的に良好な生活の質（QOL）を維持する．
- **評価の方法とタイミング**：患者に応じて1週～1カ月おきに歯垢の付着，歯肉の腫脹の状態を評価する．

看護師が知っておくべきエビデンス

● 関節リウマチと歯周病 [1]

小林哲夫：炎症と免疫，26：8-13, 2017

近年，RAと歯周病との関連が示唆されている．歯周病原菌 *Porphyromonas gingivalis* はシトルリン化酵素をもつ．歯周病罹患組織のタンパクシトルリン化に対する自己抗体（抗CCP抗体）は，関節内シトルリン化タンパクと作用してRAを惹起すると考えられている．

● 骨吸収抑制薬関連顎骨壊死 [3]

米田俊之，他：骨吸収抑制薬関連顎骨壊死の病態と管理．顎骨壊死検討委員会ポジションペーパー2016, 1-16, 2016

骨粗鬆症の治療薬であるビスホスホネート製剤やデノスマブなどの骨吸収抑制薬の投与により難治性の顎骨壊死が発生することがある．顎骨壊死のリスク因子として口腔衛生状態の不良，歯周病などの炎症性疾患，喫煙などがあげられる．RA患者の場合，ステロイド投与による骨粗鬆症を予防するため，骨吸収抑制薬投与をされている場合が多い．このような骨吸収抑制薬関連顎骨壊死を回避するためには口腔衛生管理が重要である．

文献

1) 小林哲夫：炎症と免疫，26：8-13, 2017
2) Moen K, et al：Clin Exp Rheumatol, 24：656-663, 2006
3) 米田俊之，他：骨吸収抑制薬関連顎骨壊死の病態と管理．顎骨壊死検討委員会ポジションペーパー2016, 1-16, 2016

〈妹尾日登美，行岡正雄〉

④フットケア

- 足の皮膚障害により関節リウマチ（RA）の治療を中断せざるをえないことがある．
- 変形が原因である皮膚障害は非常に多い．

1 実施の目的

- RAは，抗リウマチ薬の影響や疾患そのものの特性から，いわば免疫抑制状態であるといえる．そのため創治癒遅延や易感染性が問題となることが多い．RAの足部は，変形により白癬（いわゆる水虫），胼胝（いわゆるタコ），潰瘍，巻き爪など多彩な症状を有することが多い．これらにより皮膚のびらんや瘻孔を生じると，免疫抑制状態であるため難治性となることも多い．その結果，足部の治療のために免疫抑制薬（抗リウマチ薬や生物学的製剤）を休薬せざるをえないこともあり，RAのコントロールが悪化してしまうこともある．そうならないためにも予防＋早期発見，つまりフットケアが重要であるといえる．

2 ケアの実践法[1]

1) 白癬

基本事項

- 白癬は皮膚糸状菌という真菌による感染症である．
- わが国は湿度が高いため，RA患者以外でも白癬の発生率は高い．特にRAでは，足趾の変形などで趾間部が湿潤環境となりやすいため，白癬は非常にありふれた疾患である．
- 白癬菌（皮膚糸状菌）は足に付着してから感染するまで24時間かかるため，毎日足を洗っていれば感染しないはずである．
- RAでは足趾変形のため洗い残しが多かったり，手指の変形のために趾間部を十分に洗えていないことが多く，白癬菌に感染してしまう．

ケア

- しっかりと足浴（特に趾間部）することが感染予防として重要である．
- 白癬菌は容易に他人へ伝搬されるため，足浴の際は必ず手袋をはめて行う．
- 温泉，スポーツジム，ヨガなどの共用の足拭きマットなどでも感染するため，そのような場所へ行った場合は自宅でもう一度足だけしっかり洗うよう指導することも重要である．

2）胼胝

基本事項

- RA患者に非常に多い皮膚疾患である．
- 多くの場合は足趾の変形が原因で生じる．
- 装具療法や手術により変形を矯正しない限り治癒はしない[2, 3]ため，そのような情報は医療従事者として患者へ提供する必要がある．
- 一方で，胼胝を削ることは根本的治療ではないが，除痛効果に優れた対処療法である．

ケア

- 胼胝を削る際に使用する器具は，メス・剪刀・コーンスライサーなど，慣れた器具であればいずれでもよい．
- 初心者にはコーンスライサーが安全である（図1）．
- 削る深さは表層より深くて構わないが，中足骨骨頭の突出によってできた足底の胼胝の場合は，その胼胝のすぐ深層に中足骨骨頭が存在していることが多いので，深くしすぎないように注意する．
- 胼胝の除圧も非常に重要であるため，クッション性のテープを胼胝周囲に貼り除圧することも有用である（図2）．

3）潰瘍

基本事項

- 外反母趾，ハンマー趾など，骨が突出している部分に骨や他趾が当たることで生じる．

ケア

- 潰瘍から細菌感染や真菌（白癬菌）感染などを生じ，蜂窩織炎へと進展することもあるため，まずは医師と相談する．

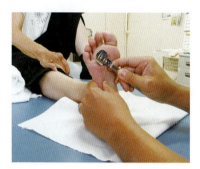

図1 コーンスライサー

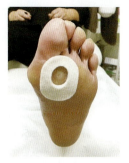

図2 胼胝を除圧するためのフェルト

- 変形を治すことが根本的治療ではあるが，対処療法としては創傷被覆材などを用いた湿潤療法や除圧が中心となる．

4) 巻き爪

基本事項

- RAでは母趾の内側の爪が巻くことが多い．これは，外反母趾では母趾が回内しているため，内側が地面から圧迫されて生じるといわれている．
- つまり爪だけの問題ではなく，足の変形から巻き爪は生じる．

ケア

- 爪を切る際は足趾末端と同レベルの高さでスクエア型（さらに角を切除するスクエアオフ型）で行う（図3）．
- 深爪などになってしまうと皮膚に食い込んで陥入爪になってしまうことがあるため注意が必要である．
- 爪切りの際に爪が割れないようにするために，シャワーや足湯などで足を濡らした後に行う方がよい．

3 到達目標

- **短期的目標**：足部皮膚障害によりRA治療の中断のリスクがあることを患者に説明し，フットケアの必要性を理解してもらう．
- **長期的目標**：自己処置により皮膚トラブルのない足を維持する．

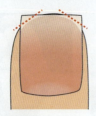

図3 爪切り（スクエアオフ型）
趾先と同じ高さまで切り，角を落とす．

- **評価の方法とタイミング**：既存の皮膚障害が軽症な場合は初回に処置＋患者指導を行い，2週間後に改善具合を確認する．その後は医師の定期外来受診ごとに評価する．中等度〜重度の皮膚障害がある場合や自己処置が不可能な場合は，まず初回に医師に指示を仰ぐ．その後も1〜2週ごとに定期受診してもらうことが望ましい．

看護師が知っておくべきエビデンス

● リウマチ足の診断と治療に関するRecommendation

Tenten-Diepenmaat M, et al：J Foot Ankle Res, 11：37, 2018

- **概要**：リウマチ内科医・整形外科医・理学療法士・認定看護師・義肢装具士・RA患者などが一堂に会して複数回会議を重ね，エビデンスにもとづくリウマチ足の診断と治療に関するRecommendation（勧告）を策定した．
- **意義**：RA患者を含めこれだけ多職種が集まりリウマチ足の治療について検討した結果，分野の偏りのないRecommendation（勧告）が完成した．フットケア以外にも装具療法やリハビリテーションに関しても書かれており，リウマチ足治療のすべてを網羅している．患者教育の重要性を特に強調している．

文献

1）矢野紘一郎：フットケア．「リウマチ足の診かた，考えかた」（猪狩勝則/監），pp48-50，中外医学社，2017
2）矢野紘一郎：リウマチと足．「日常診療でよく出会う足病変の診かた」（桑原 靖/編著），pp237-248，中外医学社，2017
3）矢野紘一郎：下肢の手術 足趾関節．「分子標的薬時代の関節リウマチ手術」（猪狩勝則/編著），pp50-66，中外医学社，2018

〈矢野紘一郎〉

⑤ 服薬指導

- 重症化しやすい副作用は念入りに説明する：薬物治療で重要なことは継続して使用することである．副作用の重症化は治療中断を意味する．
- 受診しなくてはならないタイミングを伝える：副作用出現時には次回受診時まで待たず，すぐに来院するよう伝える．
- 困ったときの相談窓口を伝える：1回の説明で理解したと考えず，いつでも相談できる体制を整える．

1 実施の目的

- RAの治療の大きな柱は薬物治療である．正しい服用方法（投与方法），安全性の知識がなければ，アドヒアランスが低下し治療計画自体が揺らいでしまう．ここでは服薬指導の実践すべき内容について解説する．

2 ケアの実践法

1）準備

- 患者（または家族）の理解度に合わせた内容にするため，以下のような内容を把握したうえで指導を行う必要がある．
  - 診断時期，病識の有無
  - RA治療薬による副作用歴（特にMTXによるもの）
  - 生物学的製剤による治療歴（投与方法，デバイス）
  - 合併症の治療薬服用の有無，結核などの予防薬の必要性
- また指導するにあたり，必要な資材を集めておかなくてはならない．RAについて記載された冊子や個々の薬剤の説明資材，デモ機などを用意する．

2）服薬指導の実践

- 上記調査の後，RA患者の病識・薬歴に従って服薬指導を行う．病識がない患者は，RAに限らず治療目的が明確でなく，アド

表 主な薬剤指導箋にかかれている内容

商品名(一般名)	体裁	RAについて	RA治療について	薬剤使用前のチェック	薬剤の作用機序	薬剤データ
レミケード®(インフリキシマブ)	A5, 12頁	×	○	○	○	×
エンブレル®(エタネルセプト)	B5, 39頁	○	○	○	○	○
ヒュミラ®(アダリムマブ)	B5, 23頁	○	×	○	○	○
アクテムラ®(トシリズマブ)	A5, 26頁	○	○	○	○	×
オレンシア®(アバタセプト)	B5, 11頁	○	△	○	○	×
シンポニー®(ゴリムマブ)	B5, 16頁	○	×	○	○	×
シムジア®(セルトリズマブ ペゴル)	B5, 19頁	○	×	○	○	×
ケブザラ®(サリルマブ)	B5, 22頁	○	○	○	○	×
インフリキシマブ BS 1「NK」	B5, 18頁	○	○	○	△	×
インフリキシマブ BS 2「あゆみ」	B5, 6頁	×	○	○	△	×
インフリキシマブ BS 2「日医工」	A5, 10頁	○	○	○	○	×
インフリキシマブ BS 1「CTH」	A5, 15頁	○	○	○	○	×
エタネルセプト BS 1「MA」	B5, 22頁	○	○	○	○	○
ゼルヤンツ®(トファシチニブ)	B5, 21頁+別紙	○	○	○	○	○
オルミエント®(バリシチニブ)	B5, 23頁	○	×	○	○	×

○:記載あり,△:少しだけ記載あり,×:記載なし,-:該当せず.記載されていないものでも,他の冊子を使って説明しているものもある

治療方法	Q&A	自己注射について	安全性	費用	医療保障制度	支援サイトの紹介など	資材*
○	×	—	○	○	○	△	①
○	○	○	○	△	△	○	②
○	○	○	○	○	○	○	③
○	○	○	○	×	○	△	④
○	×	△	○	×	×	×	⑤
○	○	△	○	×	○	△	⑥
○	×	○	○	×	×	○	⑦
○	○	○	○	×	△	○	⑧
○	×	—	○	×	○	×	⑨
○	×	—	○	×	△	×	⑩
○	×	—	○	×	×	×	⑪
○	△	—	○	×	×	×	⑫
○	△	○	○	△	○	△	⑬
○	×	—	○	○	○	○	⑭
○	○	—	○	△	×	○	⑮

*①2016年3月 ②2018年9月 ③2018年8月 ④2018年9月 ⑤2018年10月 ⑥2018年8月 ⑦2018年1月 ⑧SAJP.SARI 18.09.2409 ⑨2014年11月 ⑩E0014701 ⑪2017年12月 ⑫2018年4月 ⑬E0019002 ⑭2017年9月 ⑮2018年9月

ヒアランスが低下する[1, 2]．病識の教育はRAチーム医療によって行われるべきであるが，服薬指導のなかでもRAについて説明し，治療を中止することがないように指導する必要がある．具体的には以下のような内容について指導する．

①RAとは
②この薬物の使用目的（服薬指導のため主治医と情報共有）
③薬の作用について
④投与スケジュール（投与間隔，ローディングの有無など）
⑤期待される薬の効果について（効果の内容，効果発現時期，効果減弱の有無など）
⑥起こりうる副作用について（副作用の種類，特に注意すべき副作用，出現したときの対応方法）
⑦注射製剤である場合はそのデバイスの形について
⑧相談窓口（病院内，製薬会社などのコールセンターなど）
⑨費用や社会保険制度（必要に応じてMSWや医事課と連携）

- これらの内容は，薬を販売している製薬会社が作成した指導箋を使用することで説明は可能であるが，製品ごとにその内容は若干異なっており，記載されていない内容もある（表）．他の資材に書かれているものもあり，また更新されていくので情報収集方法は構築しておく必要がある．

重要!

- 服薬指導のなかで最も重要なことは，⑥の副作用についての情報提供である．特に重症化の懸念がある副作用，例えば感染症についてはRA患者にわかるような症状で説明する必要がある．「発熱がある場合では休薬し，すみやかに病院を受診する」，「空咳が出ているときは，主治医に連絡し，指示を仰ぐ」などである．
- 特に抗インターロイキン（IL）-6受容体抗体製剤はCRPをマスクし，発熱の症状さえ出現しない場合があるため，「いつもと比べてだるい」などの症状でも連絡してほしい旨を伝える．
- ヤヌスキナーゼ（JAK）阻害薬などでは帯状疱疹の出現率が高いため，帯状疱疹の症状について説明し，早めの受診を促す必要がある．また因果関係が不明な癌については，検診を指導する必要がある．

- どうしても生物学的製剤の説明に重点が置かれがちだが，副作用が比較的多いMTX導入時にも同じような丁寧な指導が望まれる．院内で指導を実施する場合は，日本リウマチ学会で発行している資材などを使用し，間欠投与法について丁寧な説明が必要である（図）．

3) 実技の確認と自己注射の場合は廃棄方法，内服の場合は服用回数

- 自己注射製剤などの場合は，デモ機や説明用DVDなどを使って施注の実際を見てもらい，RA患者自身にイメージを描いてもらうことが初回時に必要である．実際の指導に関しては「第Ⅱ部–第1章–⑦自己注射」を参考にしていただきたい．

4) 理解度の確認

重要!

- 長々と時間をかけて説明しても，理解度は個人で異なる．理解できたか確認し，理解されていない場合は，違う担当者または主治医など別の医療従事者から説明を追加する必要がある．疑問点がないかどうか確認することはいうまでもない．

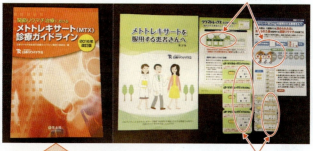

図　MTXのガイドラインと患者指導箋

MTXを初めて使う方には指導箋を用いて説明する．慣れていても間違うことはあるので，薬の横の欄に曜日や朝夕を記載し，小さな指導箋も付ける．1週間に服用する薬剤をセロテープやゴムでまとめ，葉酸製剤と一緒に一組にすると，間違いが起こりにくい．

3 到達目標

- **短期的目標**:患者が上記説明の内容をすべて理解していることである.患者によっては認知機能の低下により,理解できないまま治療が始まるかもしれないが,その場合は家族への説明を行い,家族の積極的な協力を求める.MTXの服用は毎日でないため,お薬カレンダーなどを使用しても難しいときがある.また自己注射の手技は1回で習得できるとは限らないため,繰り返し確認が必要である.
- **長期的目標**:これから始まる薬物治療にRA患者自身が理解し納得して,積極的に治療を受ける体制を整え,副作用をコントロールしながら,効果が持続する体制を整えることである.服薬アドヒアランスの不良により,治療が中断することがないよう,支援が必要である.医師とRA患者ともにTreat to Target(T2T)を実践するうえで大変重要なキーワードであると考えている.
- **評価の方法とタイミング**:MTX,生物学的製剤,JAK阻害薬などは,定期的な安全性評価が必要であるため,最低限年1回は投薬に関する問題点がないかチェックする.

看護師が知っておくべきエビデンス

● MTXの服薬アドヒアランス:システマティックレビュー[1]

Curtis JR, et al:J Rheumatol, 43:1997-2009, 2016

JeffreyらはMTXの服薬アドヒアランスに関する論文31報のシステマティックレビューを行い,服薬アドヒアランスの状態と低下の原因について検討を行った.その結果,1年目では50〜94%,5年目では25〜79%の服薬率にあることが明らかとなった.またアドヒアランスを悪化させる要因としては①忍容性(25〜79%),②効果不十分(6〜72%)であった.

文献

1) Curtis JR, et al:J Rheumatol, 43:1997-2009, 2016
2) Hope FH, et al:RMD Open, 20:e000171, 2016

〈舟橋惠子,松原 司〉

⑥静脈注射

- 生物学的製剤点滴静注の導入の進め方を知っておく.
- 看護師は患者の社会的役割・家族背景を含めた情報を得て, 患者の身体的・精神的支援に努める.

1 実施の目的

- 患者が生物学的製剤による治療を安心して継続できる.
- 患者が関節リウマチ(RA)と向き合い, その人らしい人生を送るための自己管理ができるよう支援できる.

2 ケアの実践

- 生物学的製剤の特徴として, ①効果が早い, ②関節破壊進行抑制効果がある, ③重篤な副作用が出ることがある, ④薬剤費が高い, ことがあげられる. 製剤ごとに注意すべき副作用や効果発現時期は異なるが, 患者が納得し, 不安を最小限にしてその治療を受けられるように十分な説明を行う必要がある.
- 適切な指導を行い, 患者とのコミュニケーションを大事にして, 副作用を見逃さないことが重要である.

1) 生物学的製剤の導入までの流れ

- ①生物学的製剤が投与できるかどうかの確認
    - □血液検査, 結核検査, B型肝炎検査
    - □胸部や関節などの画像検査
    - □問診
- ②医師が生物学的製剤の効果や副作用について説明
    - □患者のライフスタイル, 希望を聴く
- ③以下のポイントを考慮して生物学的製剤を選択
    - □効果(効果が高いか低いか)
    - □副作用(副作用の出現の仕方)

□継続率（効果が長続きするか）
　　　□他の薬剤併用の有無（他の薬剤の併用が必要かどうか）
　　　□投与方法・投与間隔（点滴なのか，自分で注射するタイプなのか？　週に2回〜2カ月に1回なのか？）
　　　□通院の間隔（通院して点滴をするタイプか，自宅などで自己注射できるタイプかなど）
　　　□費用（薬剤費が高いか安いか）
　　④製剤の決定，検査
　　⑤導入（生物学的製剤点滴治療の説明と同意）
　　　□使用する生物学的製剤の目的と効果
　　　□点滴スケジュールの説明
　　　□予想される主な副作用について
　　　□治療前の確認事項（既往歴，妊娠または妊娠している可能性の有無，他院での同薬での投与歴など）
　　　□投与後の注意
- 治療期間が決まってはいないため，負担額の説明は十分に行う必要がある．医療保障制度などの情報を提示し説明を行う．看護師は患者が医師からの説明などに対し，自分の思いを医師に伝えることができるよう配慮する．

2) 生物学的製剤点滴静注の実施（図）

- 生物学的製剤はすべて注射剤であるため，インフュージョンリアクションに注意する．特に点滴製剤はアナフィラキシーを含めた全身管理が重要である（投与開始4回目くらいまでは要注意）．投与時には必ず救急カートを準備しておき，インフュージョンリアクションが起きた場合は直ちに点滴を中止し，すみやかに生理食塩水の滴下に切り換えドクターコールをするなど準備を万全にしておくことが必須である．
- 投与中，バイタルサインチェック時に患者を観察するとともに，治療に対する思いや日常生活の変化などを傾聴する．それらをアセスメントし患者指導・サポートできるようにすることが重要．

3) 生物学的製剤投与後

- 遅延性過敏症（筋肉痛，発疹，発熱，多関節痛，掻痒感など）が出現することもあるため，異常があれば受診（連絡）するよ

点滴施行チェックリスト

ID _____ 患者氏名 _____ 平成 　年 　月 　日
体重 _____ 薬剤量 _____

(点滴施行前)　　　　　　　　　　　　　　　　　　　　　　　　　　　　サイン

1	患者様の氏名と生年月日を確認しましたか？
2	患者様の体重は測定しましたか？
3	患者様のバイタルサイン（体温，血圧，脈拍，呼吸状態など）は正常ですか？
4	Infusion reactionに備えた体制をとっていますか？（1～3回目は留置針確保・救急カート準備）
5	インラインフィルターを使用し，独立した点滴ラインを確保していますか？
6	患者様に，異常出現時には直ちにナースコールすることを説明しましたか？

(点滴施行中)

1	○○○○の点滴開始○分は緩徐（○滴/分）に滴下していますか？
2	急速な滴下を避け，○分かけて滴下する点滴速度（○滴/分）になっていますか？
3	患者様のバイタルサイン（体温，血圧，脈拍，呼吸状態など）に問題はありませんか？

(点滴終了後)

1	点滴終了時の患者様のバイタルサインに問題はありませんか？
2	患者様・ご家族へ再来院までの生活上の注意点（感染・結核症状など）や連絡方法の徹底などを行いましたか？
3	遅発性過敏症の可能性について，患者様・ご家族に説明し，気になることがあればすぐに連絡するよう伝えましたか？

	計○時間　時間	開始時間 (　　)	○分後 (　　)	○分後 (　　)	○分後 (　　)	終了時間 (　　)
予想される副作用	呼吸困難					
	動悸					
	悪心					
	眩暈					
	頭痛					
	発疹					
バイタル	BP					
	P					
	BT					
	R					
確認	点滴もれ					
	点滴速度					
	接続					
備考						
Nsサイン						

図　点滴施行チェックリストの例

う説明する．また，生物学的製剤は免疫反応を強く抑える作用があるため，特に肺炎や結核などの感染症には注意が必要となる．階段を登ったり少し無理をすると息切れがする，空咳（痰のない咳）が出る，熱が出るなどの症状がある場合は受診するよう説明する．
- 副作用を説明する場合には，患者がわかるような具体的な症状などで説明する．
- 生物学的製剤の治療効果には個人差があり，患者は今後の治療や生活に対してさまざまな思いを抱えている．患者が病気と向き合い，その人らしく人生を送っていくためにも，症状のみに捉われるのではなく，患者が体験していることも含め，心理面や生活面にも目を向け耳を傾け患者を支援することが大切である．

重要!

- 投与当日は十分な問診を行い，感染の徴候がないかを確認することが重要．生物学的製剤の投与により感染源があると重症化するおそれがある（感冒症状・ヘルペス感染症の有無，化膿創の有無，歯肉炎，副鼻腔炎）．
- 生物学的製剤治療の開始前には既往歴（副鼻腔炎，歯肉炎，歯髄炎，肝炎，尿路感染症など）を十分聴取することが重要．また，普段からの口腔ケア・保湿ケアを指導することも必要である．

3 到達目標

- **短期的目標**：起こりうる副作用を予測し観察できる．
- **長期的目標**：患者のセルフケア能力に応じた感染予防・受診行動がとれるよう指導教育できる．
- **評価の方法とタイミング**：投与日の問診と患者の表情・動作の変化時．

〈平沢妙子，谷村一秀，小池隆夫〉

⑦自己注射

- 患者・家族が自己注射を正しく安全にできるよう指導する.
- 体調が悪い場合は注射を延期し医療機関へ相談するよう指導する.
- 患者の不安を理解し治療を継続できるよう心理社会面の支援を行う.

1 実施の目的

- 患者が自己注射製剤の保管, 準備, 注射手技, 廃棄方法について理解し実施できること. また医療者が患者の不安や課題を理解し家族を含め患者のニーズに応じた指導ができること.

2 ケアの実践法

1) 自己注射指導の実際

- 指導ポイントを説明するが, 実際は, 各製剤の指導手順に沿って指導を行う.

注射を始める前に

- 各製剤の説明や手技は, 発売元が作成した資材やDVDを渡し事前に説明, DVDは施設か自宅にて視聴 (各施設の資材があれば施設の方針に沿う).

注射の準備

- 製剤を冷蔵庫から取り出し, 室温に戻す (表1, 2) (電子レンジやお湯で温めない).
- 室温に戻している間は, 製剤の袋や箱は開けない (乾燥により薬液が固まったり感染のリスクが高まる可能性があるため).
- 使用期限や注射器の破損, 薬液の混濁などないかを確認, あれば医療者に連絡 (多少の気泡は問題はない).
- 場所の確保, 準備マット (各製剤に添付), 消毒綿を準備する.

注射部位

- 注射部位は,腹部(臍の周囲は避ける)と大腿の左右4カ所.家族が実施する場合は上腕部でも可能.シリンジ型の場合はつまみあげた指と指の幅が1 cm以上ある場所を選ぶ.硬結ができるので前回注射した場所と違う場所で,3 cm以上は離して注射する.発赤や傷のある部位,硬くなっている場所には注射しない.

注射の手技

■ プレフィルドシリンジ:注射器に薬剤が充填されているシリンジ製剤(表1)

- 針キャップを取り皮膚をつまんで,大抵は約45°の角度で針を挿入.補助具を使う場合は,皮膚をつまんで垂直に固定し針を挿入.注射液はゆっくり押して入れる.

■ ペン型(オートインジェクター・オートクリックスを含む)(表2)

- キャップを外し,(製剤によっては皮膚をつまんで)垂直に押し当てて固定.注入ボタンのある製剤の場合はボタンを押して開

表1 シリンジ製剤(すべてプレフィルドシリンジ)

商品名	ヒュミラ	シンポニー	エンブレル
一般名	アダリムマブ	ゴリムマブ	エタネルセプト
標的分子	TNFα	TNFα	TNFα/β
関節リウマチの適応のある規格	40 mg, 80 mg[*1]	50mg[*2]	25 mg, 50 mg
投与間隔	1回/2週	1回/4週	25 mgは1~2回/週 50 mgは1回/週
室温へ戻す推奨時間	10~15分	約30分	約30分
皮膚をつまんだ後の針の挿入角度	約30°~60°	約45°	45°~90°
薬液の注入速度	ゆっくり注入	ゆっくり注入	ゆっくり注入
針刺し防止機能	-	あり	-
補助具使用時の針の挿入角度と皮膚への固定	90° 皮膚:つまむ	90° 皮膚:直接固定	90° 皮膚:つまむ

[*1] ヒュミラは40 mgで効果不十分な場合80 mg使用可. [*2] シンポニーは100 mg使用. [*3] ケブザラは患者の状態により150 mgに減量可. [*4] シムジアは不十分な場合1回/週も可.(各社添付文書,ガイドブック参照.2019年5月現在)

始．ない製剤は押し付けると注入開始．薬液注入が終了するまで注射製剤はしっかりと皮膚に固定しておく．表2参照．

■ 注射終了後

- 消毒綿を穿刺部に10秒程度軽くあて，出血がないのを確認して終了．注射部位をもむと腫れることがあるのでもまない．

注射器の廃棄

- 使用済み注射器は医療用廃棄物として，廃棄用容器や廃棄袋に入れて医療機関から指示された方法で廃棄．消毒綿は通常ごみとして市町村の廃棄方法に従う．

注射製剤の保管

- 箱のまま2〜8℃の冷所（通常は冷蔵庫）で保管．

自己管理についての記録

- 各製剤に添付，もしくは，その他の「自己管理ノート」を使用．注射日や注射場所の間違いを防げ，体調の経過がわかる．自己管理と同時に，医療者が患者の情報を得るうえでも貴重な情報源となる．

エタネルセプトBS「MA」	シムジア	アクテムラ	ケブザラ	オレンシア
エタネルセプトBS	セルトリズマブペゴル	トシリズマブ	サリルマブ	アバタセプト
TNFα/β	TNFα	IL-6受容体	IL-6受容体	CD80/86
25 mg, 50 mg	200 mg	162 mg	150 mg[*3], 200 mg	125 mg
25 mgは1〜2回/週 50 mgは1回/週	1回/2週（0, 2, 4週目は400 mg）[*4]	1回/2週[*5]	1回/2週	1回/週
15〜30分	約30分	30分	30分以上	約30分
45°〜90°	医師，看護師に確認	30°〜60°	約45°	約45°
ゆっくり注入	ゆっくり注入	ゆっくり注入	ゆっくり注入	ゆっくり注入
—	—	—	—	あり
90° 皮膚：つまむ	現時点で補助具なし	90° 皮膚：つまむ	90° 皮膚：持ち上げる	90° 皮膚：つまむ

MTX併用時は50 mgか状態により100 mg（50 mg 2本）使用可．MTX非併用では症状安定後，400 mg（200 mg 2本）4週間隔でも使用可．*5 アクテムラは効果

2) 心理的・社会的支援

- 注射に不安や恐怖感を抱えながら導入となる患者は多い．一方的に説明して実施を促すのではなく，患者の不安について傾聴し共感的理解を示しながら患者の理解度に合わせ，コミュニケーションをとりながら指導する．
- 患者の理解や手技に課題が残る場合や不安を抱える場合は，家

表2 ペン製剤（オートインジェクター，オートクリックスを含む）

商品名	ヒュミラ	シンポニー	エンブレル	エタネルセプトBS「MA」
一般名	アダリムマブ	ゴリムマブ	エタネルセプト	エタネルセプトBS
標的分子	TNFα	TNFα	TNFα/β	TNFα/β
関節リウマチの適応規格	40 mg, 80 mg [*1]	50 mg [*2]	25 mg, 50 mg	50 mg
投与間隔	1回/2週	1回/4週	25 mgは1〜2回/週 50 mgは1回/週	1回/週
室温へ戻す推奨時間	10〜15分	30分	15〜30分	15〜30分
針キャップの取り外し	まっすぐ引く	ひねってシールを破ってからまっすぐ引く	まっすぐ引く	まっすぐ引く
針の挿入角度と皮膚への固定	90° 皮膚：軽くつまむ	90° 皮膚：直接固定	90° 皮膚：直接固定	90° 皮膚：直接固定
薬液注入ボタン	あり（側面）	あり（側面）	あり	ー
注入開始後ボタン操作	押し続ける必要なし	押し続ける必要なし	押し続ける必要なし	ー
薬液注入時間	10秒	15秒以内	10秒	10秒
注入終了時の確認窓	黄色	黄色	紫	青
開始音・終了音	開始音：あり 終了音：あり	開始音：あり 終了音：あり	開始音：あり 終了音：あり	開始音：あり 終了音：あり
アタッチメント	ー	ー	あり	ー

[*1] ヒュミラは40 mgで効果不十分な場合80 mg使用可．[*2] シンポニーはMTX 100 mg使用．[*3] ケブザラは患者の状態により150 mgに減量可．[*4] シムジア効果不十分な場合1回/週も可．[*6] 終了前に音が鳴るが，注入終了の合図ではない
（各社添付文書，ガイドブック参照．2019年5月現在）

族や必要に応じて介護者からも情報を得ながら指導する.

3) 自己注射における注意点

- 注射時間はその日であれば構わないが入浴後など,時間を決めておく方が忘れにくい.
- 注射器は使用する直前まで針キャップは外さない.外しても再キャップしない.

シムジア	アクテムラ	ケブザラ	オレンシア
セルトリズマブ ペゴル	トシリズマブ	サリルマブ	アバタセプト
TNFα	IL-6受容体	IL-6受容体	CD80/86
200 mg	162 mg	150 mg *3, 200 mg	125 mg
1回/2週 (0, 2, 4週目は 2本使用) *4	1回/2週 *5	1回/2週	1回/週
約30分	30分	箱のまま60分	約30分
まっすぐ引く (ひねりは不可)	軽くひねりながら引く	まっすぐでも,ひねりながら引くも可	まっすぐ引く (ひねりは不可)
90° 皮膚:直接固定	90° 皮膚:持ち上げる	90° 皮膚:直接固定	90° 皮膚:軽くつまむ
ー	あり	ー	あり
	押し続ける必要なし		押し続ける必要なし
15秒	15秒	15秒	15秒
オレンジ	紫	黄色	紺
開始音:あり 終了音:あり	開始音:あり 終了音:なし *6	開始音:あり 終了音:あり	開始音:あり 終了音:なし
ー	あり	ー	ー

併用時は50 mgか状態により100 mg(50 mg 2本)使用可で,MTX非併用では は症状安定後,400 mg(200 mg 2本)を4週間隔で使用可. *5 アクテムラは ので注意.付属のタイマーで15秒,もしくは,確認窓全体が紫になることで終了.

- 針を他の場所や他人に刺した場合は主治医や通院先に相談する.
- 咳や痰,発熱,下痢など感染徴候があるときや,いつもと異なる症状があるときは,注射を延期して医療機関を受診する.IL-6阻害薬を使用する場合はCRPが上昇しにくく,症状が出にくいといわれているが,実際は感染症の前駆症状はかなりの割合で現れている[1].その他の製剤も含め,感染症を早期発見するためには自己の体調に注意を払い,普段と変わりがあればすぐに医療機関に相談するように指導することが重要である.

4) 患者指導のポイント

- 患者と一緒に注射の手技を練習し,正しく注射を実施できることを確認のうえ,在宅自己注射へと移行する.自己注射の方法

表3 自己注射確認チェックリスト

注射の準備
☐ 注射前に手洗いができる
☐ 注射製剤を室温に戻しておくことができる
☐ 準備場所の確保,注射製剤,消毒綿,必要な場合は補助具を準備できる

注射部位
☐ 注射部位(腹部,大腿部)を理解している
☐ 毎回違う部位(腹部,大腿部)を選ぶことを理解している
(同じ部位の場合,前回注射部位より3 cm以上は離し,皮膚に異常がない部位)

注射手技
☐ 針キャップがある場合,安全に外すことができる
☐ 注射部位を消毒綿で消毒することができる
☐ 指示された方法で注射することができる
(シリンジ製剤は皮膚をつまんで持ち上げて約45°の角度で針を挿入しゆっくり注射する.ペン製剤は(製剤によっては皮膚をつまんで)皮膚に垂直に押し当てて固定し開始ボタンのある場合はボタンを押す.製剤によりボタン操作や合図が異なるので理解していることを確認する)(補助具やアタッチメントを使用する場合も確認が必要)
☐ 注射終了後は消毒綿で穿刺部位を軽く押さえる.もんではいけないことを理解している

注射終了後
☐ 使用済みの注射製剤は,医療機関に持参し廃棄を依頼することができる
☐ 注射後,管理ノートなどに注射の記録を残すことができる

自己注射について
☐ 注射をする日がわかる
☐ 保存方法がわかる
☐ 体調変化時の対処方法がわかる

について不明や不安な点は，主治医や看護師に相談するよう伝える．確認用のチェックリストの例をあげる（**表3**）．
- また，針など廃棄物の処理を含め適切に管理する責任があることを理解してもらう[2]．
- 患者指導は副作用のリスクを減らし効果的に治療を継続し，患者に自己の疾患管理への主体的な参加を促す意味でも重要である．可能な場合は家族や介護者へも説明を行う．

重要!
- 導入時に手技が正しくできても時間が経つと忘れる場合があるので再確認が必要．
- 普段と異なる症状や体調不良があるときは，次の診察日まで待たずにすぐに主治医や医療機関を受診，少なくとも相談するように指導する．

3 到達目標

- **短期的目標**：注射手技だけでなく保存や廃棄方法，副作用や感染症出現時の対応などについての知識を正確に習得し，安全に自己注射に移行できるように指導することができる．
- **長期的目標**：自己注射を継続するうえでの課題を把握できる．また，治療を継続できるよう，個々の患者のニーズに応じて，知識や技術面だけでなく心理面や社会生活面も含めた支援ができる．
- **評価の方法とタイミング**：自己注射導入時に指導を行い，患者が知識や手技を習得したことを確認しても，時間が経つと自己流の間違った手技で注射を行っている場合があるので，例えば1年ごとなど定期的に確認を行うことが重要である．

文献
1）Atsumi T, et al：Mod Rheumatol, 28：435-443, 2018
2）房間美恵：Clinician, 63：141-145, 2016

〈房間美恵，中原英子〉

⑧関節保護と自助具

- 関節リウマチ（RA）患者に対する関節保護とは，罹患関節への負担を最小限にして日常生活を行う方法を伝えることであり，これにより痛みも軽減できる．
- 自助具は関節保護のための1つの手段でもあり，有効に活用することでQOLの向上につながる．

1 実施の目的

- 薬物療法により疾患活動性がタイトにコントロールされるようになり，関節保護における自助具使用の目的とタイミングも変化してきており，「できないことを助ける道具」としてだけでなく，例えば生物学的製剤など薬物療法の効果が発現するまでの期間や，二次無効時などの関節に炎症が出現しているときに，関節保護法の実践と一時的に関節を守るために自助具を使用するなど，将来的な関節破壊や変形を防止するための戦略的な使用ができると考えられる．それには，関節症状の変化を患者本人が自覚できることが必要であり，発症早期から関節保護についての患者教育が大切である．本項では，関節保護法と代表的な自助具の種類と特徴について紹介する．

2 ケアの実践法

1) 関節保護法の原則（Melvin）[1]

- 関節保護の原理は，①痛みへの配慮，②休息と活動のバランスをとる，③筋力と関節可動域（ROM）を維持する，④作業活動に必要な努力量を軽減する，⑤変形を生じる肢位を回避する，⑥最も強い・大きな関節を使用する，⑦最も安定した解剖学的・機能的面で個々の関節を使用する，⑧長時間にわたって同一肢位を保持，もしくは持続することを回避する，⑨過剰な負担が加わったときに直ちに中止できない作業活動を避ける，⑩自助具や装具の使用，とされている．

- 関節保護法には休息のとり方や作業時間の配分などの労力の節約を含み，組み合わせて患者教育を行う．

2）代表的な自助具

ペットボトルオープナー（図1）

- 代表的な形状の商品として，らくらく実感ペットボトル&缶オープナー（ダイイチ），ボトルオープナー（ダイソー）があり，どちらも反対側でプルトップも開けることができる．ペットボトル・プルトップ以外にパウチを開けることができる商品としては，使っていいね！キャップオープナー（リッチェル）がある．これらは直径が決まっているため，キャップのサイズによって合わないことがある．
- マルチキャップ&プルトップオープナー［eg］（アンリミット・ジャパン）は，パウチやサインペン，目薬のキャップなどから直径38 mmの缶まで開けることができる．

ビンオープナー

- 尺側偏位などの手指変形があり握力が低下している場合，持ち手が二又に分かれているタイプは把持しにくく，強く握ることができないため，適合しない場合もある．

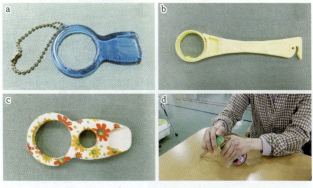

図1　ペットボトルオープナー
a：らくらく実感ペットボトル&缶オープナー（ダイイチ）．
b：ボトルオープナー（ダイソー）．
c：使っていいね！キャップオープナー（リッチェル）．
d：使用場面；マルチキャップ&プルトップオープナー［eg］（アンリミット・ジャパン）．

- 滑り止めマットは百円ショップでも販売されており，簡便に使用できる．蓋に被せるだけでなく，ビン本体にも巻くことで開けやすくなる．

リーチャー，マジックハンド（図2）

- リーチャーはその名の通り「リーチ」機能を補完する自助具であり，孫の手で代用されることもある．上下肢のROM制限などで，床などに手が届きにくくなった場合に使用され，靴下を履く，物を引き寄せる，棚を開ける，洗濯物を取り出す，先端にガムテープをつけて掃除するなど，多用途に使用できる．
- マジックハンドは物を把持する機能を備え，百円ショップでも販売されている．百円ショップの商品は，グリップ部が硬い場合があり，握り込めないと先端部が開かないためRA患者には使用しにくいことがある．軽く握りこめる，マジックリーチャーお助けハンド（アンツ）が好まれやすい．

お薬取り出し器（図3）

- 錠剤やカプセルが取り出しにくい場合に使用される．

点眼補助具（図4）

- 市販品には，らくらく点眼Ⅲ（川本産業）がある．処方箋点眼液

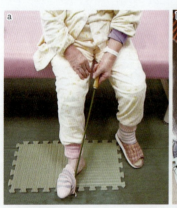
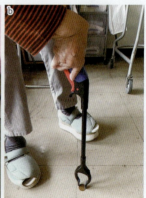

図2 使用場面
a：靴下を脱ぐ：リーチャー．
b：硬貨を拾う：マジックリーチャー お助けハンド・ショート（アンツ）．
　ムチランス変形の症例：グリップ部に滑り止めを貼り付けている．

専用であるため,点眼容器の形状によって合わない場合もある.
- 百円ショップのラインカールを使用して,容器に合わせて曲げることで簡易な自助具も作製できる.

> **重要!**
> - 自助具は関節保護における1つの手段であり,患者の生活背景に合わせて,家事や仕事や趣味活動などにおける動作指導,

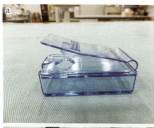
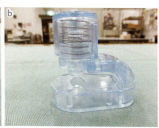
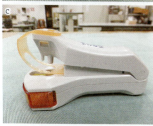

図3 お薬取り出し器
a:プッチン錠(アプライ).
b:お薬どうぞ(サンクラフト).
c:トリダス(大同化工).

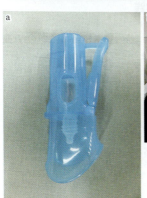
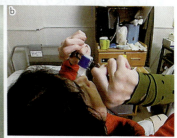

図4 点眼補助具
a:らくらく点眼Ⅲ(川本産業).
b:使用場面:ラインカールを利用した作業療法士作製の目薬エイド.

スプリントを併用するなど包括的な生活指導を行う必要がある．患者自身が考えて実践できるような具体的な動作方法の助言が大切である．

3 到達目標

- **短期的目標**：罹患関節の負担を軽減すること，自助具を用いることで，自分で自分のことが自分がしたいときにできるようになること．
- **長期的目標**：関節破壊や変形を予防し，RA患者が望む生活を支援できるように，長期的な生活の質を維持させること．
- **評価の方法とタイミング**：日常生活の聴き取りを行い，疾患活動性や関節症状を評価して，関節に負担がかかっている作業について生活指導を行う．自助具を紹介するときは，できれば見本を試用してもらい，患者に合うものを選択してもらうとよい．市販品の自助具も多種多様であり，その種類や特徴を知ることが大切である．その後，外来では診察のタイミングなどを利用して聴き取りを行い，関節保護の定着の確認や，自助具の効果や課題があったかなど患者からのフィードバックを受けることが大切である．

看護師が知っておくべきエビデンス

● エビデンスに基づくケアの実践

Vliet Vlieland TP：Rheumatology, 46：1397-1404, 2007

関節保護や自助具，包括的な作業療法，看護師のケアなど，薬物療法以外の介入についてのエビデンスが各項目ごとにレビューされている．

文献

1）関節保護訓練とエネルギー保存．「リウマチ性疾患-小児と成人のためのリハビリテーション」（Melvin J/編著，木村信子/監訳），pp382-398，協同医書出版社，1993
2）「2015年リウマチ白書 リウマチ患者の実態〈総合編〉」（日本リウマチ友の会/編），pp59-60，障害者団体定期刊行物協会，2015

〈松尾絹絵〉

⑨高齢者の特徴と必要な看護支援

- 高齢関節リウマチ（RA）患者の増加：RA 患者の高齢化，高齢発症 RA の増加に伴って，高齢 RA 患者は増加している．
- 合併症防止：高齢者は感染症などの合併症，認知機能低下による誤薬（飲み忘れ，過剰服用）などが起こりやすい．同居者も含めた説明が必要．
- フレイル：荷重関節が罹患すると容易にフレイル状態に陥る．
- 治療目標：高齢者の場合，DAS 28（disease activity score 28）などの指標のみでなく，生活の質（QOL）の維持も意識した治療目標設定が必要となる．

1 実施の目的

- RA は発症早期から関節破壊をきたす疾患である．近年その治療は，より早くより強力に治療を行い，よりよい状態（寛解）を目指すものに変わってきたが，そうした治療には合併症のリスクを伴う．高齢者は若年者以上に合併症を生じやすく，薬剤の副作用も出やすいため，若年者以上に十分なケアが必要となる．

2 ケアの実践方法

1) 治療開始時

家族環境を把握する

- 内閣府の調査によると，高齢者のみの夫婦世帯は 1990（平成 2）年から 2010（平成 22）年までの 20 年間で 2.64 倍，高齢者単身世帯は 3.87 倍と著明に増加している．RA は日常生活動作（ADL）を障害する疾患であり，その治療には感染などのリスクを伴う．そのため，交通手段がない，あるいは独居である RA 患者の場合，合併症などの出現に際して医療機関の受診が遅れがちとなる可能性があり，注意が必要である．

生活状況を把握する

- 独居の場合，ADL が低下すると生活自体が成り立たなくなって

しまう．痛い関節で無理をして動こうとすると転倒のリスクも高まる．ADLが関節痛のために障害されないことが，最低限の達成しなければならない治療目標となる．

- 趣味や心の支えなどについても把握しておくことが望ましい．そうしたことがその人にとって生きがいとなっている場合，それを維持することも1つの治療目標となる．

疾患，薬剤の指導

- RAという疾患の概要，治療薬の効果や服用方法，注意すべき副作用については当然担当医から説明されるべきことである．しかし高齢者の場合，一度に多くの説明をされてもすべてを理解することは困難である．医師からの説明の後，看護師からも医師の説明が理解できたかどうか確認し，必要であればリーフレットなどを用いて説明を追加することが望ましい．

- 加齢とともに慢性腎臓病（CKD）の割合は増加する（項末参照）．もともと腎機能低下がある場合，夏季の熱中症や発熱時の脱水に伴って，MTXのような腎排泄型薬剤の副作用が出現しやすくなる．このような日常生活上の注意点も合わせて説明する．

感染症発症時の対応

- RA治療中に一番注意すべきは感染症である．すべての生物学的製剤や，免疫抑制性従来型合成抗リウマチ薬（csDMARDs）〔MTX（リウマトレックス®，メトレート®），レフルノミド（アラバ®），タクロリムス（プログラフ®）〕は免疫抑制作用があり，感冒などの感染症を遷延，重篤化してしまう可能性がある．感染症を発症したとき，そのとき使用しているリウマチ治療薬の内服をどうすればよいのか，十分に説明しておく．

不明な点の問い合わせ

- 患者が対応に困ったとき，どのように対応すべきかを相談できるように，電話連絡先などを知らせておく．特に高齢独居患者の場合，容易に病院を受診できないため，こうしたサポート体制があることが望ましい．

2）治療開始後

内服状況の確認

- RA治療を有効，安全に実施するためには，内服薬を決められた通り服用することが重要である．そのため，残薬の有無を聴

- 取し，確実に内服ができているかどうか確認する．
- Pamukらが，RAに対してMTX服用中に好中球減少をきたした症例を検討したところ，その原因の大部分は服用間違いであった[1]．服用間違いに関連する因子を検討したところ，男性患者，読み書きができない，一人暮らし，重度の視力障害，罹病期間が長い，クレアチニン>1.3 mg/dLなどの項目が抽出された．一人暮らし，視力障害，長期罹病期間，クレアチニン高値は高齢RA患者ではしばしばみられる項目であり，そうした患者に対しては特に注意が必要である．
- 服薬指導にもかかわらず頻回に飲み間違えのある患者の場合，認知機能の低下を疑う必要がある．RAでは脳血管性認知症のリスクが高いとの報告もあり[2]，担当医へ報告し，認知症精査の必要性について検討する．
- 服薬間違いが多い患者に対しては，同居者がいる場合には同居者同席のもとで服薬指導を行い，場合によっては同居者に薬剤管理を依頼する．同居者がいない場合には訪問看護を利用する必要もあるため，すみやかに担当医へ報告する．

治療目標に到達しているかどうかを確認

- RA治療の目標は寛解であり，若年者で合併症のない例ではなるべくしっかり疾患活動性をコントロールすることを目標とする．しかし，Treat to Target (T2T) にもあるように，RAの主要な治療ゴールは，症状のコントロール，関節破壊などの構造的変化の抑制，身体機能の正常化，社会活動への参加を通じて，患者の長期的QOLを最大限まで改善することであるが，疾患活動性指標の選択や治療目標値の設定には，合併症，患者要因，薬剤関連リスクなどを考慮する必要がある．
- DAS28のような総合的疾患活動性指標による疾患活動性の評価だけでなく，患者のQOLが維持できているかどうか（日常生活や趣味）を確認する必要もある．高齢者の場合，短期間でもADLが低下してしまうと，筋力低下を生じ，そのままフレイルの状態に陥ってしまうこともしばしばみられる．患者のADLが低下しているようであれば，装具やリハビリテーションなど薬剤治療以外の工夫を検討する必要があるため担当医へ報告する．

3 到達目標

1) ケアを実施した後の目標と評価方法とタイミング

- **短期的目標**：患者にRAという疾患について理解してもらい，日常生活で避けるべき動作，好ましい運動について理解してもらう．また，薬剤の副作用，どのような症状が出現したときに病院を受診し，連絡するのかを認識してもらう．
- **長期的目標**：高齢RA患者が関節痛のため不自由を感じることなく生活でき，趣味や社会活動が維持できる．
- **評価の方法**：受診時に前回受診から変わったことがなかったか確認する．感冒などがあった場合，患者が適切に対応できていたか確認することで，今後さらに頻回に指導を行っていくべきかの判断の目安となる．また，ADLが維持できているかについては，若年RA患者と同様にmHAQでの評価が有用である．しかし高齢者は加齢によってADLが徐々に低下するため，mHAQのみの評価では治療効果を過少評価することになる．そのためmHAQだけでなく，当初の生活レベルが維持できているか，趣味も継続できているかを含めた日常生活の様子を聞くことにより，治療目標に到達しているかどうか判断する．
- **評価のタイミング**：csDMARDsの治療効果評価はおおむね3〜6カ月で行う．治療開始早期は3カ月ごと，落ち着いている患者の場合には6カ月を目安に評価を行う．

看護師が知っておくべきエビデンス

● 加齢と腎機能[3]

Saisho K, et al：Mod Rheumatol, 26：331-335, 2016

加齢とともに腎機能は低下するが，RA患者においては70歳以降CKDの割合が急速に増加し，70歳代では約3割，80歳代では5割弱でCKDがみられる．

文献
1) Pamuk ON, et al：Rheumatol Int, 33：2631-2635, 2013
2) Wotton CJ, et al：J Epidemiol Community Health, 71：576-583, 2017
3) Saisho K, et al：Mod Rheumatol, 26：331-335, 2016

〈近藤正宏，村川洋子〉

第Ⅱ部 第2章 関節リウマチと妊娠・出産

挙児希望時から離乳期までの治療と看護支援

- 関節リウマチ（RA）は妊娠可能な年代の女性にも多い疾患である．
- 「妊娠・出産」には，挙児を希望してから妊娠するまでの期間，約10カ月の妊娠期間，授乳期間（離乳食まで約6カ月，卒乳まで1年〜1年半），そして次の妊娠があり，数年以上の歳月を要する．
- 妊娠計画を早めに立てることが望まれる．
- 「妊娠・出産」の間に治療が手薄となり関節破壊が進むことがないよう，適切な病状管理を行う．

1 女性の体と月経・妊娠

1）月経

- 月経は女性に特有の現象で，11〜13歳ごろからおよそ1カ月に1度のペースでみられ，50歳ごろに終了（閉経）する．
- 月経初日を1日目とすると，次の月経の前日までが1つの月経周期であり，1周期は25〜30日である．
- 1周期を簡単に説明すると，月経開始から3〜7日目ごろまで出血があり，14日目ごろに排卵し，25〜30日目を過ぎると次の月経が始まる．
- この1周期の間に女性の体内ではホルモンバランスが大きく変化しており，基礎体温の変化として観察することができる．
- 基礎体温は，朝目覚めた直後で体を動かす前に婦人体温計で測定する．
- 月経開始から排卵までの約2週間は低温相，排卵翌日から次の月経開始までの約2週間は高温相である（図1）．
- 高温相がみられない場合や10日以下の場合は排卵がないか黄体機能不全の可能性があり，高温相が17日以上続く場合は妊娠の可能性がある．

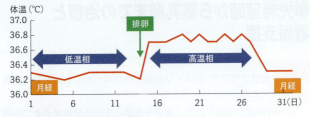

図1 月経周期と基礎体温の変化

2) 妊娠

- 妊娠週数の数え方は,最終月経開始日を妊娠0週0日とし,0週1日,2日,3日…6日,1週0日,1日…6日,2週0日,1日…となり,妊娠40週0日が出産予定日である.
- 最終月経初日から2週で排卵し,卵管膨大部で精子と出会うと受精が成立する.
- 受精卵は細胞分裂をしながら子宮内へ移動し,子宮内膜に着床するころが妊娠3週である.
- 正常な妊娠では着床後まもなくからヒト絨毛性ゴナドトロピン(hCG)が上昇し始める.
- 血液中に分泌されたhCGは尿中に排泄される.
- 妊娠判定キット(妊娠診断補助試薬)は尿中のhCGを免疫学的反応により検出するしくみとなっており,尿中hCG濃度が25 IU/L以上で検出できる高感度のキットを使用すれば,妊娠4週,すなわち次の月経開始予定日から妊娠の判定が可能である.
- ただし,妊娠判定キットで陽性となっても,子宮以外の場所での妊娠(子宮外妊娠)や,流産のことがある.
- 経腟超音波検査で子宮内に胎児の袋である胎嚢が確認できた場合に,正常な妊娠と診断する.

2 妊娠前

1) RAと妊孕性(妊娠しやすさ)

- 1年以上妊娠しないものを「不妊」といい,一般人では9〜20%が該当する.

- 妊孕性は22歳をピークに下がり，35歳を過ぎると急激に低下する．したがって，早めに妊娠計画を立てる．
- RAの女性では，約25〜40％が不妊である[1, 2]．
- 特に疾患活動性が高く，非ステロイド性抗炎症薬（NSAIDs）やプレドニゾロン（プレドニン®）7.5 mg/日以上を内服している場合，不妊傾向にある[1, 2]．
- RAの男性における妊孕性については不明である．

2）RAと遺伝

- RAの病因の1つに遺伝的要因がある．
- 同胞にRAの患者がいる場合，その発病率は一般の発病率の10倍になる．
- RAは，疾患感受性に影響する遺伝子と，喫煙などの環境要因が相互作用することで発病すると考えられている．
- したがって，遺伝子を保有することがすなわち発症に直結するわけではない．

3）プレコンセプションケア

- コンセプション（conception）とは「妊娠」のことであり，プレコンセプションケア（preconception care）とは，将来の妊娠を考えて自身の健康と向き合うことを意味する．
- 妊娠を計画するにあたり，妊娠経過に影響を与えうる因子がないか全身を評価し適切な管理を行うことが望ましい（表）[3]．

喫煙

- 喫煙は，RAの発病リスクを上昇させるだけでなく，重症度にも影響することが指摘されている．
- 妊娠においては，子宮内で胎児の成長が阻害されることによるsmall for gestational age（在胎不当過少児：週数に見合わない小さなベビー）のリスクとなるため，妊娠前からの禁煙指導は重要である．
- また，先天異常（口蓋裂）や流産・早産・低出生体重などと関連があるという報告がある[4]．

高血圧，糖尿病

- RAをはじめとするリウマチ・膠原病の患者では，治療の過程で高血圧や糖尿病を発症することがある．

表 プレコンセプションケア・チェックリスト（女性用）

- 適正体重をキープしよう！
- 禁煙する．受動喫煙を避ける．
- アルコールを控える．
- バランスの良い食事をこころがける．
- 葉酸を積極的に摂取しよう．
- 150分/週運動しよう．こころもからだも活発に！
- ストレスをためこまない．
- 感染症から自分を守る．
  （風疹・B型/C型肝炎・性感染症など）
- ワクチンを接種しよう．
  （風疹・インフルエンザなど）
- 危険ドラッグを使用しない．
- 有害な薬品を避ける．
- 生活習慣病をチェックしよう！
  （血圧・糖尿病・検尿など）
- がんのチェックをしよう！
  （乳がん・子宮頸がんなど）
- 持病と妊娠について知ろう．
  （薬の内服についてなど）
- 家族の病気を知っておこう．
- 歯のケアをしよう．
- 計画：将来の妊娠・出産をライフプランとして考えてみよう．

文献3より引用

- 例えば，RAの治療に用いられるプレドニゾロン（プレドニン®）やタクロリムス（プログラフ®）は血圧上昇，耐糖能異常といった副作用がある．
- 妊娠前に高血圧が存在すると，母体には妊娠中の血圧上昇〔妊娠高血圧症候群（HDP）〕，急性腎障害，脳出血などのリスクがあり，児には胎児発育不全（FGR），胎盤早期剝離，早産などの合併症をきたす．
- 妊娠前の耐糖能異常は，流死産，先天奇形，巨大児，羊水過多，早産，HDPなどのリスクとなる．

癌のチェック

- 妊娠可能な年代の女性に注意が必要な「癌」として，乳癌や子宮頸癌がある．

乳癌

- 女性の癌のなかで最も患者数が多く，一生のうちに12人に1人が乳癌と診断されている．
- 早期発見できれば治癒できる可能性が高い．
- 40歳以上は自治体で行われている乳癌検診の対象となり，2年に1回マンモグラフィーでチェックする．
- 40歳未満の乳癌検診は確立されていないが，20〜30歳代の女性にも発症する可能性があり，油断できない．乳房のしこりや

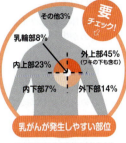

図2 乳房セルフチェックの仕方
文献5より引用

血性分泌物，乳房のひきつれなど自覚症状がある場合は自己判断せずにすぐに専門医を受診する．

- また，月1回のセルフチェックも有効である．乳癌の60％はセルフチェックで発見されている．
- セルフチェックは月経終了後1週間以内がベストで，乳房の張りがなく柔らかいときに，見て，触って，仰向けになってチェックする（図2）[5]．

子宮頸癌

- 子宮頸癌はヒトパピローマウイルスに持続的に感染することで発症すると考えられており，性交渉によってウイルスに感染する．
- 現在，20～30歳代の患者が増えている．
- 子宮頸癌は発症しても初期はほとんど自覚症状がなく，定期的な検査によって早期発見をすることが重要である．
- 20歳以上の女性は2年に1回のペースでチェックする．
- また，ワクチン接種も推奨される．

感染症の予防

- 妊娠中や分娩時に気をつけなければならない感染症のうち，ワクチンによる予防が可能なものとして，麻疹（いわゆる「はしか」），風疹，水痘（いわゆる「みずぼうそう」，潜伏感染後に再活性化したものが「帯状疱疹」），ムンプス（いわゆる「おたふ

くかぜ」,正式には流行性耳下腺炎),B型肝炎,インフルエンザがある.

生ワクチン

- 病原体となるウイルスや細菌の毒性を弱めて病原性をなくしたものが生ワクチンであり,麻疹,風疹,水痘,ムンプスが該当する.
- RAの治療薬には免疫抑制作用があり,生ワクチンに含まれる弱毒化した病原体が体内で活性化し,重症化するおそれがあるため,治療中は接種できない.
- したがって治療を始める前にワクチンを接種しておくことがベストだが,もし治療中に接種が必要となった場合は,一時的に治療を中断する[6].
- また,妊娠中も生ワクチンの接種は禁忌である.
- 非妊娠時に生ワクチンを接種した場合,2カ月間は避妊するよう指導する.

不活化ワクチン

- B型肝炎ウイルスとインフルエンザは不活化ワクチンである.
- 生ワクチンとは異なり,病原体を不活化・殺菌したものを原材料につくられている.
- RAの治療中も投与可能だが,B型肝炎ウイルスについては生物学的製剤投与前に接種を済ませておくことが推奨されており[7],妊娠中については治療上の有益性が危険性を上回ると判断される場合に限られる.
- インフルエンザは妊娠中に罹患すると重症化して母児ともに生命にかかわる可能性があるため,インフルエンザワクチンはRAの有無によらず全妊婦に推奨される.

その他

- RAの患者では,甲状腺自己抗体や抗SS-A抗体,抗リン脂質抗体を有することがある.
- それぞれの抗体が陽性であることに対する妊娠管理については各専門医の診察を勧める.

3 妊娠中

1）疾患活動性の変化と妊娠転帰

- RAは妊娠中改善するといわれているが，実際の改善率は50％ほどであり，特に妊娠成立時に疾患活動性が高い場合，妊娠中の寛解率が低くなる[8]．
- 疾患活動性が抑えられた状態の妊娠では，一般の妊娠と同等の良好な妊娠転帰が期待できる．
- しかし，疾患活動性が高い場合や，プレドニゾロンを内服している場合は，早産や低出生体重児が多くなる[9]．

2）妊娠における薬の考え方

- 妊娠にはベースラインリスクがあり，疾患の有無や薬剤使用の有無によらず，外科的治療を要する先天異常（大奇形）の合併が3％，自然流産が15％の割合で起こる．
- 外科的治療を要さない小さな先天異常（小奇形）や精神発達障害を含めるとさらに多く，自然流産は年齢とともに増加する．
- 妊娠中の母体に投与された薬が児に与える影響には，「催奇形性」と「胎児毒性」の2つがある（図3）．
  - ⓪ **全か無の時期（～妊娠3週ごろ）**：最終月経開始日から受精卵が子宮内膜に着床するまでの間，薬や放射線などの曝露があっても，修復できる影響であれば先天異常として残らずに正常な発達が続く（＝「全」）が，修復できない影響であれば流産という形で終了（＝「無」）する．したがってこの時期に

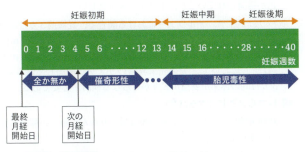

図3 妊娠と薬の影響

薬に曝露されていても、その影響を不安視する必要はない.

①**催奇形性（妊娠4～12週ごろ）**：受精卵が次々と分化して種々の臓器を形成する期間は、奇形すなわち「先天異常」の発生に注意する. 特に妊娠4～7週は重要臓器が集中的に発生するため、最も敏感な時期である.

②**胎児毒性（胎盤完成後～分娩まで）**：妊娠14～16週ごろには胎盤が完成し、その後分娩までの間は、母体に投与された薬剤は胎盤を介して児に移行する. 胎児毒性の一例として、NSAIDsによる胎児の動脈管早期閉鎖が有名である.

- 妊娠における治療薬の基本的な考えとして、ベースラインリスクを上回る高い流産率・奇形発生率を有する薬剤や、特徴的な先天異常をきたす薬剤、胎児毒性との関連が強い薬剤は、疾患管理に適さない.

3) RA の治療薬と妊娠

妊娠を計画する前に中止しておく薬剤

MTX（リウマトレックス®など），レフルノミド（アラバ®）

■ MTX（リウマトレックス®など）

①女性

- MTXには催奇形性があるため、服用中の女性では、最終投与から少なくとも1回の月経を確認するまでは避妊するよう指導する[10].

②男性

- MTXを服用中の男性については、妊娠を計画する3カ月前の中止が推奨されているが、エビデンスが乏しい[11].
- パリ、ドイツ、ノルウェーにおける調査で、妊娠前3カ月以内にMTXを使用した男性との妊娠例〔42例（7.5～30 mg/週）[12]、113例（0.6～30 mg/週）[13]、49例（12.5～20 mg/週）[14]〕において、児の先天異常のリスクは増加しておらず、3カ月間の休薬が妥当かどうかさらなる検討が必要である.

■ レフルノミド（アラバ®）

- 動物実験において、ヒトへの投与量より少ない量での催奇形性が示されている.
- レフルノミドは腸肝循環によって体内からの排出が遅い性質が

あるため，添付文書上は2年間の休薬後に妊娠するか，コレスチラミンによる薬物除去法を行い，血中濃度が低いことを確認してから妊娠するように記載されている．
- 万が一内服したまま妊娠した場合は，「必ず奇形児が生まれてしまう」という誤解を与えないように配慮し，コレスチラミン（クエストラン®）による薬物除去法をすみやかに開始し，専門家のカウンセリングを勧める．

妊娠判明とともに中止する薬剤

ブシラミン（リマチル®など），金チオリンゴ酸ナトリウム（シオゾール®）

- ブシラミンや金チオリンゴ酸ナトリウムの疫学研究はないが古くから使われており，これまでに先天異常のリスクを増加させたという報告はない．
- 一方，胎児毒性については不明である．
- したがって，妊娠判明までは使用可能と思われるが，中止のタイミングを逸しないためにも，患者自身ができるだけ早く妊娠に気づくことが重要である．
- 基礎体温の変化や，市販の妊娠判定キットによる最良の検査タイミング，妊娠が疑わしいときの産婦人科受診などを患者に指導しておく．

妊娠中も継続可能な薬剤

ステロイド（プレドニン®など），サラゾスルファピリジン（アザルフィジン®EN），タクロリムス（プログラフ®など）

■ ステロイド（プレドニン®など）
- 妊娠初期の投与によって先天異常全体のリスクは上がらない．口唇口蓋裂の頻度が若干増加するという研究報告もあるが，それを否定する報告もあり結論は出ていない．
- ステロイドの胎盤移行性は，ヒドロコルチゾン（コートリル®）＜プレドニゾロン＜メチルプレドニゾロン（メドロール®など）/ベタメタゾン（リンデロン®など）＜デキサメタゾン（デカドロン®など）の順で大きい．
- 各ステロイドの抗炎症効果や胎盤移行性を考慮すると，妊娠中のRAの管理には，プレドニゾロンが第一選択となる．

- 関節注射に使用するステロイド〔トリアムシノロンアセトニド（ケナコルト-A®）〕に関しては，妊娠期の情報はないが，一時的な使用は許容される．

■ サラゾスルファピリジン（アザルフィジン®EN）

- 葉酸の吸収を低下させる作用があり，理論上は胎児の神経管閉鎖不全のリスクが心配されるが，現在までにそのような報告はない．
- 通常の妊娠と同様に，妊娠前からの十分な葉酸摂取（400μg/日）が推奨される．

■ タクロリムス（プログラフ®など）

- 動物実験のデータをもとに長らく妊娠中の投与は禁忌とされていたが，臓器移植後の妊娠での使用経験が蓄積されており，明らかな先天異常の増加は認めていない．
- 2018年に添付文書が改訂され，治療上の有益性が危険性を上回る場合に限り投与が可能となった．
- ただし，胎盤移行性があり，児に高カリウム血症や腎機能障害をきたす可能性があるため，出生児の管理に注意する．

生物学的製剤

> TNF阻害薬：インフリキシマブ（レミケード®），エタネルセプト（エンブレル®），アダリムマブ（ヒュミラ®），ゴリムマブ（シンポニー®），セルトリズマブ ペゴル（シムジア®）
> トシリズマブ（アクテムラ®），サリルマブ（ケブザラ®），アバタセプト（オレンシア®）

- 腫瘍壊死因子（TNF）阻害薬については現在のところ，多くの研究で先天異常のリスクはないか，あっても高くないことが示されている．
- 他の生物学的製剤についてはデータが不十分ではあるものの，おそらく器官形成期の児には大きな影響を与えないと考えられている．
- 胎内で児に移行した生物学的製剤が児に及ぼす影響については不明な点が多い．
- 妊娠20週以降に生物学的製剤を使用すると，胎盤を介して児に移行する．特に妊娠週数が進むほど移行量が増える傾向にあり，

妊娠後期に生物学的製剤に曝露された児では，出生時の血中濃度は母体の血中濃度を上回っており，生後2～7カ月にかけてゆっくりと低下する[15]．

- 移行率は製剤によって異なり，エタネルセプトやセルトリズマブ ペゴルは10％未満と少なく，インフリキシマブやアダリムマブ（ゴリムマブ，トシリズマブについてのデータはないが同様と考えられる）は胎児への移行率が高い．
- 過去に，母体のクローン病に対して妊娠中インフリキシマブを使用した症例において，生後3カ月の児にBCG接種を行ったところ，児が播種性BCG感染症にて死亡したという事例が報告された[16]．
- この事例では，妊娠中に胎盤を介して児に移行したインフリキシマブによって児のTNFが阻害され，BCGに対する正常な免疫応答ができなかったことが原因と考えられている．
- 以上より，生物学的製剤は妊娠判明とともにすみやかに中止し，可能な限り妊娠中の投与は避けるか，少なくとも妊娠後期以降は投与しないことが望まれる．
- しかし，病状管理のためにやむをえず使用する場合，移行率の低いエタネルセプトやセルトリズマブ ペゴルを優先し，妊娠後期以降も生物学的製剤を使用している症例では少なくとも生後6カ月までは児の生ワクチンの接種は控えておく．
- 生後6カ月以内に接種する生ワクチンにはBCGとロタウイルスワクチンがある．BCGは生後6カ月まで待つように指導する．ロタウイルスワクチンは2回接種と3回接種があるが，いずれも生後14週6日（3カ月半ほど）までに初回接種を受けておく必要があり，生物学的製剤を使用している症例では接種できない．ロタウイルスワクチンはそもそも任意接種のワクチンであることを説明し，納得してもらう．

その他：イグラチモド（ケアラム®，コルベット®）

- 日本で開発され，2012年に承認されたばかりの薬剤である．
- 動物実験において，催奇形性と早期胎児死亡率の増加を認め，妊娠末期には胎児動脈管収縮作用が示されている．
- ヒトにおける妊娠中の使用に関するデータはなく，現時点では妊娠を考える女性では回避する方が無難である．

4 産後

1) 母乳育児の重要性

- 母乳には児に必要な栄養素がたっぷりと含まれており、人工乳と違って児の消化管に負担がかからないよう吸収しやすい組成でできている。また、母体に由来する抗体などの免疫物質も多く含まれており、感染症から児を守っている。
- 母乳育児は母体にもメリットがあり、授乳によって子宮収縮が良くなり、出産後の母体の回復を早める。また、将来的な乳癌や卵巣癌のリスクを下げる効果もある。
- 妊娠糖尿病の患者では、母児ともに将来の2型糖尿病やメタボリック症候群の発症リスクがあるが、母乳育児によって母児双方のリスクを下げることができる。
- 他にも、母乳育児は経済的で、洗い物などの手間がなく、哺乳瓶でミルクをあげるよりも母児が密着してスキンシップがとれるため児の安心感にもつながりやすい。
- 以上のメリットを踏まえると、母乳育児は可能な限り優先されるべきである。

2) 産後のRA

- RAは産後3カ月以内におよそ50%の症例で悪化する[8]。
- そのメカニズムとして、授乳が産後の関節炎の増悪と関係し[17]、特に母乳の分泌に欠かせないプロラクチンが病態に関与する可能性が指摘されている[18]。
- 一方、RAの発病の点では授乳をすることでむしろリスクを下げる効果がある[19,20]。
- 授乳とRAの関連については今後さらなる検討が必要であるが、母乳育児のメリットを鑑みると、RAの増悪や発病を恐れる必要はなく、積極的に推奨すべきである。

3) RAの治療薬と授乳

- 母体に投与した治療薬の一部は母乳中に分泌されるため、児は母乳を介して薬剤に曝露される可能性がある。
- 妊娠中に母体が服用した薬剤は、胎盤を介して児の血液中に移行するのに対し、母乳中に含まれる薬剤は、児の消化管で吸収された後に血液中に移行する。

- 抗てんかん薬やヨード製剤など一部の薬剤を除くと,母乳を介した児の曝露レベルは,妊娠中に胎内で曝露するレベルよりも明らかに低くなる.
- したがって,RAの治療薬については,妊娠中に投与が許容されるものは生物学的製剤も含め,産後も使用できるという認識でよい.
- 授乳を不適切に中断させると,乳汁のうっ滞から乳腺炎をきたしたり,乳汁分泌不全を招いたりする.母乳育児とRAの治療は十分に両立しうるものであり,不適切な中断にならないよう配慮する.

看護師が知っておくべきエビデンス

● 妊娠前の疾患コントロールの重要性[8]

de Man YA, et al : Arthritis Rheum, 59 : 1241-1248, 2008

かつては,RAは妊娠中に改善するものと考えられており,妊娠を希望する女性では鎮痛薬程度の処方で,疾患活動性が多少高まっても積極的な治療を行わずに経過をみられていたケースがあった.

2008年de Man YAらの報告[8]により,妊娠中の寛解率(remission + low disease activity)は全体の50％程度に過ぎないことが示された.

特に,妊娠時の活動性が高い場合は妊娠中の寛解率が低く,妊娠前に疾患活動性を十分に抑えておくことの重要性が示された.

看護実践に向けたアドバイス

①妊孕性の点からは妊娠計画は早めに立てる必要があるが,その鍵を握るのが看護師である.

②RAの治療薬のなかには催奇形性が示されているものがある.

③妊娠していることを知らずに服用してしまった場合,「必ず奇形児が生まれる」といった誤解は絶対に与えてはならない.

④国立成育医療研究センターに設置されている「妊娠と薬情報センター」[21]など,専門家のカウンセリングを受けることを勧め,患者が正確な情報を知ったうえで妊娠を継続するか,

判断を委ねる.
⑤もし妊娠中にRAが悪化した場合でも,妊娠中の投与が許容される治療薬を上手に選択することで,妊娠中に関節破壊が進まないように対策する.
⑥産後はRAが悪化しやすいため,育児や家事を患者1人で負担せずにすむよう,周囲のサポート体制をつくることも大切である.

文献

1) Jawaheer D, et al：Arthritis Rheum, 63：1517-1521, 2011
2) Brouwer J, et al：Ann Rheum Dis, 74：1836-1841, 2015
3) 国立成育医療研究センター：プレコンセプションケアセンター. https://www.ncchd.go.jp/hospital/about/section/preconception/
4) 「WHO recommendations for the prevention and management of tobacco use and second-hand smoke exposure in pregnancy」, WHO, 2013
5) J.POSH：啓発ポスター自己検診. http://www.j-posh.com/checkup/mammacheck/supporter/pdf/j-posh_new_poster.pdf
6) Morel J, et al：Joint Bone Spine, 83：135-141, 2016
7) Singh JA, et al：Arthritis Rheumatol, 68：1-26, 2016
8) de Man YA, et al：Arthritis Rheum, 59：1241-1248, 2008
9) de Man YA, et al：Arthritis Rheum, 60：3196-3206, 2009
10) 日本リウマチ学会MTX診療ガイドライン策定小委員会/編：妊娠・授乳希望時の対応.「関節リウマチ治療におけるメトトレキサート（MTX）診療ガイドライン2016年改訂版【簡易版】」, p8, 羊土社, 2016
11) Visser K, et al：Ann Rheum Dis, 68：1086-1093, 2009
12) Beghin D, et al：J Rheumatol, 38：628-632, 2011
13) Weber-Schoendorfer C, et al：Rheumatology, 53：757-763, 2014
14) Wallenius M, et al：Arthritis Rheumatol, 67：296-301, 2015
15) Holler MM, et al；J Am Acad Dermatol, 65：870, 2011
16) Cheent K, et al：J Crohns Colitis, 4：603-605, 2010
17) Barrett JH, et al：Arthritis Rheum, 43：1010-1015, 2000
18) Tang C, et al：Cell Immunol, 290：164-168, 2014
19) Karlson EW, et al：Arthritis Rheum, 50：3458-3467, 2004
20) Chen H, et al：J Rheumatol, 42：1563-1569, 2015
21) 国立成育医療研究センター：妊娠と薬情報センター. https://www.ncchd.go.jp/kusuri/

〈三島就子, 村島温子〉

①慢性疾患患者への看護の理論

- 1950〜'90年代にかけて，"慢性疾患"は"慢性の病い"と捉えられ，その特性は"クロニシティ"と名付けられた．
- 「病みの軌跡」モデルに基づいたケアの実施は，患者個人と家族の人生・生活に適したケアの提供につながる．

　慢性に経過する病気においては，病気のある生活が生涯にわたって続くことから，毎日の生活のなかでその病気がどのように存在しており，長い時間のなかでそのありようがどのように変化してきたか，そして生活のなかで求められる事柄の1つひとつに個人・家族がどのように対応してきたかを捉えることが重要となる．それは当然のことながら，病気の病態生理学的な理解だけでは十分ではなく，生活とその生活を営む「生活者」として捉える必要がある．私たちの生活は多様かつ複雑であるため，生活と「生活者」についての深い知識と理解がないと捉えることは難しい．

1 慢性特性としての「クロニシティ」

　慢性とはどのような状態を意味するのか．1950年代には，慢性疾患とは，「正常からのあらゆる損傷あるいは逸脱であり，次の状態が1つ以上含まれる．それらは，永続性，機能障害の残存，不可逆的変化，リハビリテーションの必要性および長期にわたる管理と観察とケアである」[1]のように病態生理学的特徴を基盤にして説明されている．その後，1970年代には「持続的な医療を必要とする状態であり，社会的，経済的，および行動的に複雑な事態を伴い，それらは意味のある持続的な個人の参加あるいは専門職者のかかわりを必要とする」[2]と示され，慢性疾患が社会的・経済的・行動的に複雑な事態を伴うことが指摘された．また，1980年代には「人生は，私たちが最終的には屈服するところの慢性の病いという重荷の集積である」[3]と表現され，慢性疾患（chronic disease）ではなく慢性の病い（chronic illness）と捉えられた．さらに，1990年代になると「慢性の病いは，戻ることのない現存であり，疾患や障害の潜在あるいは

集積である．それは，支持的ケアやセルフケア，身体機能の維持，さらなる障害の予防のために個人に必要な環境を包摂するものである」[4]と示され，支持的ケア（supportive care）が重要であること，および健康に適した環境が不可欠であることが示されている[5, 6]．

このような病気の慢性特性をクロニシティ（慢性性：chronicity）として示したのがStraussとCorbinであった．彼らは，病気の慢性状況を「クロニシティ」と名づけることができるとして，「人は若者から高齢者まで，誰もが病気の慢性状況に苦しめられる可能性があり，人はこのような状況の予防を望み，それが不可能であれば慢性状況を管理しようとする．この予防と管理のためには，生涯にわたる毎日の活動が必要であり，その多くが家庭（生活の場）で行われるため，家庭がケアの中心となる．さらに，慢性状況におけるケアの焦点は治癒にあるのではなく，"病気とともに生きること"にある．すなわち，クロニシティ（慢性性）におけるケアは，クライエントが病みの行路を方向づけることができ，同時に生活の質を維持できるように援助することにある．このため，個人・家族がどこから来て，どこへ行こうとしているのかを常に心に留めておかなくてはならない」とし[7]，さらに「病いとともに"生きる方策"の発見」が重要であると指摘している[8]．

2 クロニシティにおける重要な理論
―「病みの軌跡」モデル―

1）「病みの軌跡」の考え方

「病みの軌跡」モデルでは，慢性の病気は長い時間をかけて多様に変化していく1つの行路（course）をもつとされ，病みの行路は，方向づけたり，形づくることができ，病気に随伴する症状を適切にコントロールすることによって安定を保つことが可能である．慢性の病いは，病気に伴う症状や状態のみならず，治療法もまた個人の身体的安寧に影響を与え，かつ生活史上の満足や毎日の生活活動に影響を与える．さらに，毎日の生活にさまざまな問題（必要な養生法，時間の調整，生活上の孤立など）を確実にもたらし，個人と家族が生活の質を維持するためにはそれらを調整しなければならない[7, 8]（**図**）．

2）軌跡の局面と軌跡の予想

病みの軌跡における概念には，軌跡，局面，局面移行，軌跡の

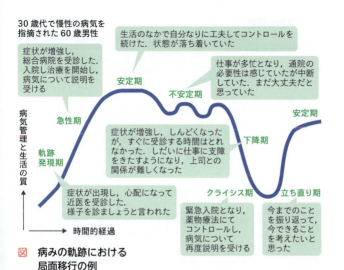

図 病みの軌跡における局面移行の例

予想、編みなおしなどがある。「軌跡（trajectory）」は、病みの行路と同様の意味をもち、過去を振り返ったときにわかるものであり、連続的曲線をなす。個人・家族の長い歴史的な語りから軌跡の局面（phase）が導かれ、局面は移行し、どの局面にあるかによって目標が異なる（表1）[8,9]。

「軌跡の予想」は、病気の行路に関する見通しを意味し、これには病気の意味、症状、生活史、および時間が含まれる。慢性の病いにおいて、人は、これから何が起こるのか、どのくらいそれが続くのか、自分はどうなるのか、どのくらいの費用が必要なのか、自分と自分の家族にとっての意味は何か、などの問いを抱く。それらが軌跡の予想につながる。

例えば、病気の診断時に、家族から「どうしてこんな病気に」と言われ、家族がもっていた「一生治らない」という予想、および「将来、重い合併症を発症する」という予想に影響され、心に重荷を負ったように感じることがある。軌跡の予想は、個人・家族の知識や経験、伝聞そして信念によって異なり、また保健医療職者が描く予想と個人・家族が描く予想は必ずしも同一ではない。個人と家族の軌跡の予想が混乱している場合は調整が必要となる[10]。

表1 軌跡の局面

局面/Phase	特徴	目標
前軌跡期 pretrajectory	病みの行路が始まる前の状況．個人あるいは地域における慢性状況にいたる危険性のある要因あるいはライフスタイル	健康増進および慢性の病気の発症予防
軌跡発現期 trajectory onset	徴候や症状がみられる．診断の期間が含まれる	適切な軌跡の予想にもとづき，全体計画を立てる
急性期 acute	病気や合併症の活動期，その管理のために入院が必要となる状況	病気をコントロールのもとにおくことで，今までの生活史と毎日の生活活動を再び開始する
クライシス期 crisis	生命が脅かされる状況	生命への脅威を取り去る
安定期 stable	病みの行路と症状が養生法によってコントロールされている状態	安定した病状・生活史・毎日の生活活動を維持する
不安定期 unstable	病みの行路と症状が養生法によってコントロールされていない状態	安定した状態に戻る
下降期 downward	身体状態や心理状態が進行性に悪化し，障害や症状の増大によって特徴づけられる状況	身体状態や心理状態の悪化に対応する
立ち直り期 comeback	障害や病気の制限の範囲内での受け取れられる生活のありように徐々に戻る状況．身体面の回復，リハビリテーションによる機能障害の軽減，心理的側面での折り合い，毎日の生活活動を調整しながら生活史を再び築くことなどが含まれる	行動を開始し，適切な軌跡の予想にもとづき，全体計画を進める
臨死期 dying	数週間，数日，数時間で死にいたる状況	平和な終結，解き放ち，および死

文献8，9を参考に作成

3) 病みの軌跡に基づくケアのプロセス

ケアのプロセスは，個人と家族の「位置づけ」から始まる．次に目標の設定，管理に影響を与える要件（促進，妨害）のアセスメント，介入，介入の効果の評価へと進む（表2）[11, 12]．

具体的な介入方法には，直接的ケア，モニタリング，カウンセリング，教育，調整（コーディネーション）などが含まれるため，ケア提供者はこれらの熟達者でなければならない．

表2 病みの軌跡に基づくケアのプロセス

ケアのプロセス	特徴
a. 個人と家族の「位置づけ」	過去から現在までの軌跡の局面，現在の局面のなかで経験されているすべての症状や障害，管理のプロセスに参加している人々の軌跡の予想，日常生活活動を遂行するための調整などを捉える
b. 目標の設定	位置づけができれば目標を設定する．個人・家族に十分な情報を提供し，局面に適した目標を一緒に設定する
c. 管理に影響を与える要件（促進・妨害）のアセスメント	管理を促進する要件や目標に到達する能力の妨げとなる要件を明らかにし，介入の焦点を定める
d. 介入：要件の操作	個人・家族が望ましい目標に到達するために操作しなければならない要件を操作する．具体的な介入方法としては，モニタリング，カウンセリング，教育，調整などが含まれる
e. 介入の効果の評価	新たな調整やコーピングが必要なときに，個人・家族がどのように対処できているか，新たな状況のなかでどのように懸命に努力しているかなどを見極める

文献11，12を参考に作成

文献

1) 「Guides to action on chronic illness. Commission on chronic illness」（Mayo L, ed），National Health Council, 1956
2) Feldman DJ：J Chronic Dis, 27：287-291, 1974
3) Emanuel E：J Chronic Dis, 35：501-502, 1982
4) Curtin M & Lubkin I：What is chronicity.「Chronic illness：impact and interventions」（Lubkin IM, et al, eds），pp3-25, Jones and Bartlett Publishers, 1995
5) Lubkin IM & Larson PD：Impact of the disease.「Chronic illness：impact and intervention 5th ed」，pp3-4, Jones and Bartlett Publishers, 2002
6) 「クロニックイルネス―人と病いの新たなかかわり」（黒江ゆり子/監訳），医学書院，2007
7) 「The Chronic illness trajectory framework」（Woog P, ed），Springer Publishing, 1992
8) 黒江ゆり子，他：岐阜県立看護大学紀要，4：154-161, 2004
9) 「慢性疾患の病みの軌跡」（黒江ゆり子，他訳），医学書院，2009
10) 長谷佳子，他：「慢性疾患の痛みの軌跡」看護モデルの活用（1）．看護技術，55：87-91, 2009
11) 黒江ゆり子，他：病みの軌跡モデルとは．「看護実践に活かす中範囲理論 第2版」（野川道子/編著），pp157-175, メヂカルフレンド社，2016
12) 病みの軌跡モデル．「慢性期看護」（黒江ゆり子/編），pp56-71, メヂカルフレンド社，2017

〈黒江ゆり子〉

②生活者としての患者と家族への支援

- 保健医療職者は，ケアの対象を患者と捉えるのではなく「生活者」として捉え，その人の価値観や生活信条に沿ったケアを提供することが重要である．
- 医療技術の発展により，急性から慢性へのパラダイムシフトが起きており，それに対応したケアの必要性が増している．

1 生活における慢性の病い/クロニックイルネス

Bennerは書籍のなかで，「人の生き抜く体験としての病気－患者との触れ合い」をテーマに看護師（クレア・ヘイスティングス専門看護師）のエピソードを紹介している[1]．

このエピソードは，老婦人が車椅子に乗って娘と診療棟に訪れたときから始まる．看護師は，婦人が関節リウマチ（RA）により身体の自由を極度に奪われ，変形が進んでいると考え「ふだんも車椅子で動き回っているのですか」と声をかける．その途端，婦人から言葉があふれ出し，車椅子を使わなければならないのは今回が初めてであること，これまでは関節炎に伴うあらゆる難儀に対処して，家の周りを動き回り，家族の面倒をみて，仕事をしていたと語った．看護師は彼女の関節を一つひとつ丁寧に診ながら，「この手は長いこと使えなかったようですね」とか「朝，服を着るときは誰か手伝ってくれるのですか」と話しかけた．看護師は，この婦人が「こちらの膝が痛む」とか「この指が腫れている」など以上のことは誰にも話したことがなく，症状が自分にとってもつ意味，すなわち症状のために1人で入浴できないこと，手助けしてくれる人を呼ばなければ服を着たりベッドから降りたりできないことを語ったことがないと感じ，問診と観察後に，「リウマチのためにこれまで辛い思いをしてこられたように思う」と伝えた．婦人と娘は泣き出し，「この病気のことで親身になって話を聞いてくれた人はこれまで誰もいなかった．この病気を私にとっての大問題，一身上の事件というふうに受け止めて私に声をかけてくれた人はいなかった」と語ったのである．

2 生活者としての人々への支援

　前項で述べたように、クロニシティにおけるケアの焦点はキュア（治癒）にあるのではなく、「病いとともに生きる方策」の発見を支援することにある．長期にわたる病気管理のほとんどは家庭（生活の場）において行われるため、保健医療職者は、ケアの対象を患者と捉えるのではなく、「生活者」と捉えることが重要となる．

　天野によれば、「生活者」は歴史性をもった概念であり、勤労者や消費者など、行動の形態や属性ではなく、それを超えて特定の行動原理に立つ人々をさす[2]．その行動原理は、1つには生産、消費、廃棄、環境など、生活が本来もっている全体性を自らの手に掌握することを目指す生活の主体者、また1つには自立した個人として、他の「個」との共同により、それまで自明視されてきた生き方とは別の「もう1つの」（オータナティブな）生き方を包摂する．

　保健医療においては、「病気をもつ人」や「患者」としての自明の生き方に対して、「生活者」はそれに対置するものであり、悩みながらも自ら問題を見つけ、長い時間のなかで培われた自分の価値観や生活信条にもとづいて行動しようとする姿をさし、生活の全体性を把握する主体を示す用語として用いられる．「画一的」な援助ではなく、個々の状況に応じた「差異性」のある援助が重要となり、この差異性が人々の生活の場や生き方の独自性となる．ケアにおいて「病衣を着た人」や「患者」と表現するとき、そこには画一的な対象理解の姿勢がつきまとう．しかし「生活者」と表現するとき、そこには「一人ひとり」であり、「それぞれ」である対象を捉えようとする姿勢がみられる（表）[3]．

　すなわち、生活者とは、生活の本来の全体性を掌握しようとする主体であり、それぞれが個々の過去と経験をもち、自分のなかにあるそれらの過去と経験をつきつめ、自分にとっての意味を問うことにより自らの哲学を形成していく存在である．それゆえ、日々のなかで悩みながらも自らの問題に立ち向かい、長い時間のなかで培われた自分の価値観や生活信条にもとづいて行動しようとする．だからこそ、保健医療職者は、生活の主体である個々の生活者がもつ過去と経験を尊重し、その人の価値観や生活信条に沿った「一人ひとり」に求められるケアを提供しようとするのである．

表 生活者と対置語の特徴

	生活者	対置語	
		看護	他領域
生活者と対置語	家族があり，社会での地域があり，心配を抱え，生きがいをもち，さまざまな思いをもつ人	病衣を着た人病気をもった人患者	民衆大衆労働者消費者
特徴	差異性	画一的	
	「一人ひとり」	集合表象	
	「それぞれ」	「みんな一緒」	
	〔オータナティブな生き方〕	〔自明視された生き方〕	

文献3より改変して転載

3 RAとともに生きる人々への支援

1) RAにおける生きられた体験

慢性の病いとともに生活するとき，人々は，多様な思いを抱く．Polonskyらによれば，①将来や重症の合併症の可能性についての心配，②病気をもっていることや病気と生きることを考えたときの怯えや落胆，③病気の養生法についての落胆，④病気を管理するための持続的な努力のために「燃え尽きた」気持ち，⑤病気をもっていることや病気と生きることを考えたときの怒りなどであり[4,5]，Handronらによれば，家族からの孤立感，身体面の喪失と悲嘆，自尊感情の低下，病気になったことについての罪の意識などである[5,6]．

また，Iaquintaらは，RAに伴う生きられた体験（lived experience）を現象学的に探究し，生きられた体験として，①病気の進行に付随する悲嘆，②自己と他者に病気の本当の姿を納得させる，③レジリエンス（立ち直る力）を涵養する，④ネガティブな感情に立ち向かう，⑤保健医療システムを舵取りする，⑥新しい人生を巧みに計画するなど，貴重な内容を導いている[7]．

上記①の"悲嘆"は，すべての協力者（43〜47歳，罹病期間7〜38年，2種以上の薬物療法）が表現し，病気の進行とともに何度も喪失を経験し，特定の活動能力の喪失に伴いライフスタイルの変更を余儀なくされたときの悲嘆も含まれている．「私の家族は

私の手になってくれるのです．私のために家族は家事や瓶の蓋を開けてくれるのです」「今私は，違う光のなかで自分の人生をみています．すべてをネガティブにではなく，それはとてもよい訓練になります」と語っている．

②の"納得"は，RAによる継続的な痛みが，変形の有無にかかわらず初期から存在することに伴うものである．「RAについて人々が十分に理解してくれているとは思えません．目に見えることだけで判断されます」「私は7～10年の間とても辛いときを過ごしてきました．自分で入浴することさえできずに，いつでも痛みがあるんです」．

また，③の"レジリエンス"は，日々の痛みと喪失に立ち向かう勇気について語られている．「私にとって歩くことは難行苦行でした．でも，もう一度歩こうと手術を受けたのです」のように，人々は自分の身体的限界を認識しながら，残されている能力を忍耐強く使おうとしている．研究者らは，「これらの人々は日々の生活のなかに賢明さと洞察をもっており，辛いときを管理するための生きられた知恵をもっている」と指摘している．

④の"ネガティブな感情"には，怒り，恐れ，葛藤，自己認識，およびうつ状態が示されている．痛みと限界に対する怒りは初期からみられ，「私は怒りを感じていました．私が歩こうとすると，若い身体に老婆が入り込んでくるのです」と表現されている．また，恐れは将来に関するものなど，葛藤は治療の効果に関するものなど，自己認識は病気の影響による身体的変形に関するものなど，うつ状態は痛みの強さや長さに関連している．

さらに，⑤の"保健医療システム"は，本人・医師・看護師の相互作用に焦点が置かれ，薬物療法に限定されたケアモデルに対する不満足が示され，「医療職者は，公正な理解はしているかもしれない．でも，深い（in-depth）理解には至っていない」と語られている．クリニックなどを訪れると看護師はバイタルサインを測定するが，人々が期待するのは，RAについてのもっと深い理解のもとで，辛いときを支えてくれたり，自分の気がかりを語れるように励ましてくれたり，共感を示してくれることであった．

⑥の"新しい人生"は，日々のなかで悶え苦しむ痛み，連続する喪失，および身体活動の消退などを経験する人々が，これらのことに対応しながら自己のレジリエンスを高め，試行錯誤を繰り返しながら知恵と力を獲得していくその姿が語られている．

2) 人生と生活を語れる支援のあり方
—現代を一緒に生きる私たち—

現代社会において，慢性の病いをもつ個人・家族は，前述のような多様な思いを抱くとともに「言いづらさ」を抱えている．例えば，病気を診断されたときに「どうしてこんな病気になったのか？」という思いを家族が抱き，それを言語化すると，その言葉を聞いた本人は，家族が抱いている病気に対する思いに配慮することから，家族には病気に関することは言えないなどの言いづらさを経験する．「言いづらさ」は他者への気遣い，傷ついた体験，仕事への影響の懸念，病気理解の難しさ，病気を説明する言葉が見つからない，および社会的偏見との遭遇があるときに生じる[8, 9]．

そのため，本人は，自分の家族や地域の人々が自分のニーズを理解してくれないと感じる一方で，家族は，本人の思いがよくわからないため，病気によって逆に支配されていると感じることがある．保健医療職者は，本人と家族がどのような感情に直面することがあるかを知っていなければならない．そのうえで，個人・家族が，それぞれの思いを語ることができる環境を整え，語ることを支援する必要がある．

本人が家族や身近な人にどのような支えとなってほしいと思っているか，家族はどのような関係を築きたいと思っているかを語ることができれば，適切な支援が可能となる．さらに，慢性の病気を理解することは誰にとってもきわめて難しいため，その病気が今後どのように経過するか，どのような症状が出現するか，それにどのように対応できるか，病気を受け止めることは可能か，どのくらいの時間があれば受け止められるかなどの問いに耳を傾けながら，家族の支援を続けることが重要となる．それは自分たちの歴史を語ることができる場であり，自分たちの将来を語ることのできる場でもある．耳を傾ける人がいれば人は語ることができる．それを可能とするためには，ライフストーリーや語りを聴く技(わざ)を自ら高めることが重要となる[10, 11]．

3) 急性から慢性へのパラダイムシフト

現代は急性疾患に伴う生命の危機的状況の多くが克服されるようになり，われわれは医療技術の高度な発展から実に多くの恩恵を得ている．しかしながら，急性状況を脱することに没頭し，その状況を脱した後に人々がどのように生活を編み続けるかという

ことには、あまり焦点が置かれてこなかったことも事実である。劇的に発症する急性状況は、病気の経過に伴って生じるさまざまな徴候や症状を伴い、短時間や短期間の的確な対応が重要となる。

一方、慢性状況は、不明瞭な状態が続くとともに、単一のパターンというものがない。気づかない間に進行したり、一時的に症状が増強・軽快したり、あるいは寛解期が持続するなどきわめて多彩である。急性状況を脱したという幸運を感謝するとか、個人のアイデンティティの一部となることも多い。

急性と慢性でこのように違うのであれば、現代に生きるわれわれにとって、これまでのような急性状況を脱することに焦点の置かれたケアでは十分ではない。慢性に経過する状況に対応した長軸的ケアが求められ、急性のパラダイムから慢性のパラダイムへと移行する必要に迫られており、そのときの重要な視点が生活と生活者である。

文献

1) 「The primacy of caring : stress and coping in health and illness」(Benner P & Wrubel J), Addison-Wesley Publishing Company, 1989(難波卓志/訳:気づかいの第一義性.「ベナー/ルーベル現象学的人間論と看護」, pp11-16, 医学書院, 1999)
2) 天野正子:プロローグ:生活者探しの旅へ.『「生活者」とはだれか―自律的市民像の系譜』, pp7-14, 中央公論社, 1996
3) 黒江ゆり子:病いのクロニシティ(慢性性)と生きることについての看護学的省察. 日本慢性看護学会誌, 1:3-9, 2007
4) Polonsky WH, et al:Diabetes Care, 18:754-760, 1995
5) 黒江ゆり子, 他:心理・社会的特徴.「系統看護学講座専門分野Ⅱ 内分泌・代謝 第14版」, pp240-244, 医学書院, 2015
6) Handron DS, et al:Diabetes Educ, 20:515-520, 1994
7) Iaquinta ML & Larrabee JH:J Nurs Care Qual, 19:280-289, 2004
8) 黒江ゆり子, 他:看護研究, 44:227-315, 2011
9) 黒江ゆり子, 藤澤まこと:岐阜県立看護大学紀要, 15:115-121, 2015
10) 黒江ゆり子, 他:岐阜県立看護大学紀要, 5:125-131, 2005
11) 黒江ゆり子:健康生活を支える人間関係の構築.「新体系看護学全書 成人看護学概論・成人保健」(黒江ゆり子/編), pp174-183, メヂカルフレンド, 2014

〈黒江ゆり子〉

③心理的支援
(動機づけ面接を中心として)

- 動機づけ面接（MI）はコミュニケーションのスタイルの1つである．診療に限らず職場でのやり取りにも使える．
- 一般的な"ムンテラ"や支援，教育指導，認知行動療法とは異なる．
- MIは無作為化比較試験によって選ばれ，成長してきた．
- コアなスキルとしてOARSがあり，面接を進めるガイドとして4つのプロセスがあり，常に維持すべき態度としてスピリットがある．

1 支援の目的

医療者としてあなたが患者とかかわるとき，あなたはどんな立場をとっているだろうか？ 経験と知識を兼ね備えた専門家として迷う患者を指導するだろうか？ それとも患者の自主性を最も重要なものとして，患者の要求に合わせるだろうか？ この2つを場合によって使い分けるという人もいるだろう．患者が標準的な治療から外れることを要求する場合は前者，治療の選択肢が複数あり，どれかが絶対に正しいとはいえない場合は後者というようにする．

では，あなた自身が患者になったと思ってほしい．医師・看護師が病気になり，患者としてやってくると扱いにくい患者になるのは誰でも経験があるだろう．そういう患者になったつもりになってほしい．たとえ治療ガイドラインから外れていても自分としてはベストだと信じている治療法を，眼の前にいる専門家が「その治療はもう古いです．最新のガイドラインではこうなっています」と否定したらどう思うだろうか？ 自分自身でもどの治療がベストなのかわからずに迷っているとき，眼の前にいる専門家が「ご自身で決めることが一番よいです．なぜなら，あなた自身が長い経験をおもちの専門家なのですから」と言ったとしたらどう感じるだろうか？

MIはこうした場面での患者側の戸惑い，医療者側のフラストレーションに対する1つの答えである．もともとは大量飲酒者に

対して依存症の治療を受けさせることを目的としたMiller[1]らによる認知行動療法の研究開発から始まった．結果は意外なものだった．当初考えていた教育指導などの認知行動療法は大量飲酒者を治療動機づけすることには無力だった．それよりも患者の立場を尊重しながら，的確な質問をし，何度も聞き返し，会話をまとめていくことが最も効果的だった．入院中でも隠れて飲酒するような患者が予想外の方法で変わっていくようになったのである．そんな予想外の方法を1つの治療法とみなして，依存症を対象にした無作為化比較試験であるProject MATCHなどで認知行動療法や12ステップ，薬物療法などと比較するようになった．こうするうちに予想外のところから生まれてきた非特異的な治療法から，評価と訓練が可能な特異的な方法に変わってきた．実は創始者のMiller自身，最初のスタート時点では自分がどんな面接をやっているのかがよくわかっていなかったのである！ 一見，Carl Rogersのクライエント中心アプローチの一種のようにみえる，非特異的な面接法を具体的に記述する試みをMIと呼ぶことができる．

使われる技法はごく簡単な4つだけである．Open Question（開かれた質問），Affirm（是認），Reflection（聞き返し），Summarize（サマライズ）である．MIではこの4つの頭文字であるOARSを使い続けるようにする．

2 支援の実践法

MIをどう行うか，教えるかはこの30年間に変化し続けている．最初はFRAMES（フィードバック，責任，アドバイス，選択肢の提示，共感，自己効力感）だった．次は4つの原則（共感表出，矛盾模索，抵抗転用，自力支援）[2]としてまとめられた．今では4つのプロセス（かかわる，フォーカスする，引き出す，計画する）としてまとめられている．

問題を否認する大量飲酒者は一般の医療機関では扱いにくい患者である．タバコを吸いながら毎晩晩酌をしている中年医師がリウマチ外来を受診したとしたら，誰でも扱いにくい患者が来たと思うだろう．このような患者が「とにかくステロイドを出してくれ」と言ったとしたらあなたはどう応じるだろうか？

a) まずタバコとお酒をやめることが先決です．最新のガイドラインではステロイドについてはこのように評価されています．副作用として…

> b) どうするかはご自身で決めることが一番よいです．ステロイドの作用にもお詳しいようですね．

　どちらが患者とのかかわりを続けられるだろうか？　答えは簡単だろう．aではおそらく患者は怒って去ってしまうだろう．bなら患者は怒らずに「そうだ」と頷いてくれるだろう．関節リウマチ（RA）の辛さを少し話してくれるかもしれない．患者とのかかわりができたところで，MIではさらにこのように続ける．

> c) ご自身で自分にステロイドを処方することも可能なのでしょうが，それでは不安なのでリウマチ専門外来に来ていただいたのですね．餅は餅屋というのをよくご存知だからでしょうし，長年の関節の痛みは自己治療ではどうにもならないところまできたからでもあるのでしょう．どうでしょうか？　リウマチ専門家として私からお勧めできる生活習慣の修正や新しい治療法がいくつかあります．どこからお話しすればよいでしょうか？

　MIではこれを「許可を求める」という．アドバイスをする前に相手が何を欲しているのか，アドバイスをほしがっているのか確認するのである．また，開かれた質問にして相手を縛らないようにしている．では，もしここで患者が次のように答えたらどうだろうか？

> d) 自分でもタバコと酒が問題だと思って何度も減らそう，やめようとするのだけれど，いつも失敗するのです．でもRAが辛い．専門外来に行こうと思って，あるクリニックを予約しようと受付に電話したら「喫煙者お断り」と言われてしまって．結局，予約をキャンセルしたのです．この病院では喫煙者にもバイオを出してくれるのですか？

　あるいは次のように"生活習慣"という一言で反発してくるかもしれない．病院で生活習慣と聞くとたいていの人が"特定保健指導"を思い浮かべ，あれこれお節介なことを"指導される"と思っている．

> e) 生活習慣病？　この腹回りを見てそう思ったわけね．自分の体をどうしようが私の勝手でしょう．とにかく仕事ができるようにしてくれ．

　MIはこの2つに聞き返しを使う．dの場合でもすぐに「はい，禁煙外来に通っていただき，タバコをやめられたらバイオを出してリウマチを寛解させましょう」とは言わない．eに対して言葉に詰まったりしない．

> **d')** バイオの効果に期待しておられますね．一方で生活習慣の修正を条件にされるとそれは無理，と諦めておられたのですね．やめたいのにやめられないというのは誰しもあることです．習慣は癖です．意思は必要ですが，それだけではいくら強くてもハンドルのついていない大排気量のスーパーカーのようなものです．ちょっと賢いやり方を今，指導することもできますし，まずとりあえず今使える薬を考えて次の再診時に専門の先生を紹介することもできます．
>
> **e')** 仕事が一番，自分の健康は後回し，紺屋の白袴を地で行っておられますね．

d'は相手の問題に診断名をつけることを避け，誰にでも身に覚えがある「やめたいのにやめられない」問題に引き寄せている．ノーマライズと呼んでもいいだろう．そして本人は直接口にしていない，心に秘めている気持ちを言葉にして聞き返している．MIはこれを複雑な聞き返しと呼ぶ．正確な共感と呼ぶこともできる．次に比喩を使いながら，習慣は意思力の問題ではないこと，細かな行動修正のテクニックの用意があることを示唆している．この場合でもセルフモニタリングやパブリックポスティング，随伴性制御などのすぐには理解できない専門用語を使ってテクニックを具体的に説明することを避け，まず患者が興味を示すかどうかを見極めている．さらに選択肢が2つ以上あるようにして，相手が自分で自発的に選ぶ行動を促すようにしている．

e'はそのまま聞き返しだが，比喩を使っている．医者の不養生といってもよいだろう．タイミングの良いたとえ話は相手の抵抗を和らげる効果がある．かかわりを保つことができれば，「私の勝手でしょう」と言い放つ患者であっても，どこかで最後に「バイオを出してくれないか」と言い出すだろう．

MIはどんな場合でも相手に合わせながら，相手にそっと手を添える．そしてその優しい手の力のかけ方の方向とタイミングを調整して，患者にとってベストな方向に行動が変わっていくようにする．自分で決められずに迷い，助言に頼ろうとする患者には，積極的に助言し行動の変化を促す．その場合でも相手のプライドあるいは依存心をそのまま受け入れ，本人しかわからない本人なりの価値観と判断を引き出す．自らの意思で自分の道を決めたという感覚をもってもらえるようにする．実は有能なセールスマンも同じことをしている．来店した客に微笑みかけ，購買意欲を引き出し，タイミングがきたら営業トークを展開し，顧客の判断を尊

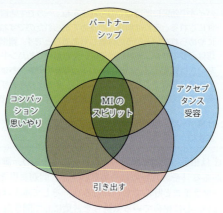

図　MIの根底にあるスピリット

重し，最後は"良いものを買えた"とニコニコしながら退店してもらうようにする．セールストークとMIの違いは，前者は営利行為であり後者は利他行動である点である．最近よくみかけるようになったコンパッション（思いやり，慈愛）がMIの基本にある．このような態度をまとめて"スピリット"とMIでは呼んでいる（図）．

看護師が知っておくべきエビデンス

● さまざまな医療場面でのMI [3]

Georgopoulou S, et al：Rheumatology, 55：1348-1356, 2016

MIのエビデンスは動機づけが必要なすべての領域に及んでいる．系統的レビューは200以上ある．主な対象にはアルコールや違法性薬物などの嗜癖領域，気分障害や摂食障害，強迫性障害などの一般的精神疾患がある．また，他の心理療法と違い，糖尿病などの生活習慣病やHIV感染予防のような公衆衛生領域にもエビデンスがある．RA患者における薬物アドヒアランスの向上など，身体疾患の治療にも役立つ．

● 医療以外でもMI [4]

McMurran M：Legal Criminol Psychol, 14：83-100, 2009

司法領域にもMIは応用されている．薬物事犯や性犯罪などは

再犯が多い．こうした犯罪に対して厳罰化をしても，刑期が長くなるだけで，再犯予防にも治安維持にも役立たない．矯正施設や更生施設でMIを使うと再犯を減らせる．

> **重要!**
> - MIの原理は簡単であり，知識もさほど必要としない．しかし，実際に使いこなせるようになるためには繰り返しの練習が必要である．会話術の1つであり，英会話を覚えるのと同じといってよいだろう．英語の教科書を100冊読んでもリーディングが上手くなるだけで，スピーキングもヒアリングも100％変わらない．実際に会話し，それを誰かにチェックしてもらい，修正すべき点と練習法を教えてもらってさらに繰り返す必要がある．また，どんなに素晴らしく書かれたマニュアルがあったとしても，そのマニュアル通りにやったとしたら結果は残念なことになる．ハンバーガー店に来た客にポテトを売るぐらいのことならマニュアル通りでもそこそこできるだろう．しかし，MIが扱おうとしていることは家や車を売るような大きな判断である．誰と住みたいのか，どこに行きたいのか，予算はどのぐらいか，ローンを組むのか．客が決めなければならないことは無数にあり，マニュアルではとうていカバーできない．
> - 逆に一度身につけると，MIをいろいろな場面で使うことが楽しくなるだろう．病院はチーム医療の場面である．職場に高圧的な上司や話の通じない同僚，現場に向かない後輩がいると答える読者は相当数いるだろう．事務職員と話が合わないなんてごく普通の経験のはずだ．MIを使えるようになるとこうした場面でもストレスなく日常業務が進められるようになるだろう．

文献

1) Miller WR：Behavioural Psychotherapy, 11：147–172, 1983
2) 「方法としての動機づけ面接」（原井宏明），岩崎学術出版社，2012
3) Georgopoulou S, et al：Rheumatology, 55：1348-1356, 2016
4) McMurran, M：Legal Criminol Psychol, 14：83–100, 2009

〈原井宏明〉

④共同意思決定とコミュニケーション

- 関節リウマチ（RA）治療においては，医療者と患者による共同意思決定（SDM）が基本となる．
- 最適な患者ケアには，SDM，科学的根拠に基づいた医療（EBM），患者中心のコミュニケーションの3要素の実践が欠かせない．

1 支援の目的

- 共同意思決定と患者中心のコミュニケーション，科学的根拠に基づいた医療の重要性について理解する．

2 共同意思決定

- 共同意思決定（SDM）とは，「質の高いヘルスケアについての意思決定を進めることを目的とした，最善のエビデンスと患者の価値観や好みとを統合させるための，医療者と患者間の協働のコミュニケーション・プロセス」[1]で，医学的なエビデンスと患者の状況や価値観について医療者と患者が情報共有を行い，相談しながら意思決定していく過程である．リスクとベネフィットが拮抗しているときやエビデンスが不明瞭な場合は特にSDMが必要となり，関節リウマチ（RA）治療においてもSDMが診療の基本である[2]．
- SDMを実践するうえで科学的根拠に基づいた医療（EBM）が，EBMを実践するうえでSDMが必要で，これらを実践するためには患者中心のコミュニケーションが必須となる（図）[3]．
- EBMは，医療者や患者が意思決定する際に最良のエビデンスを推奨するために開発された言葉で[4]，①科学的根拠，②臨床現場の状況・環境，③医療者の臨床での専門知識，④患者の意向・行動（価値観）の4要素が含まれる．科学的根拠は不確実性を伴うことが多いため，EBMの概念には患者の状況や価値観も含まれる．

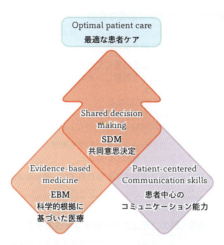

図　最適な患者ケアのために必要な要素
文献3より引用　※和訳は著者による

- SDMはエビデンスの不確実性と患者の価値観の多様性が存在するなかで，コミュニケーションによりその患者にとって最適な選択を行う過程といえる．
- 医療的なコミュニケーションを行ううえで，患者は，ヘルスリテラシー（意思決定を行うために必要な基本的な健康情報や支援を入手・処理し，理解するなどの能力）を高めることが必要であり，医療者は疾病や治療，薬剤の知識の習得，医療関連情報や制度の利用に向けて支援する必要がある．

3 コミュニケーション

- 言語的と非言語的コミュニケーションがある．前者は言葉を用いるコミュニケーションであり，「はい」「いいえ」で返答する「閉じられた質問」（closed question）と，患者が自分の言葉で答える「開かれた質問」（open question）があり，開かれた質問を使うことでより相手の気持ちを引き出すことができる．後者は，態度や行動などを手段とするコミュニケーションで，言葉で表現しにくい気持ちを表情や動作，視線などで表現し，ま

表1　コミュニケーションに必要な姿勢

① 受容的態度：患者の感じ方に焦点を当て，無条件で肯定的に関心をもつ受容的な態度で話し手に接すること

② 共感的理解：患者がどのように感じて考えているか，できるだけ正確に患者の見方や考え方にそって理解し，それを相手に伝えること
　共感のプロセスとしては
　❶一度，相手と同じ気持ちになる
　❷再度，自分の位置に立ち戻る
　❸「あなたの気持ちはこのように伝わった」ということを相手に伝える

③ 自己一致：医療者自身が自分の言動や態度も無理なく受容でき，率直な気持ちと態度で患者に向き合えていること

④ 傾聴：先入観や自身の価値基準にとらわれずに，患者の言葉に積極的に耳を傾けること

表2　患者との個人間のコミュニケーションを改善する6つのステップ

① ゆっくり話す：ゆっくり話し，少しだけ患者1人あたりの時間を増やすことでコミュニケーションは改善する．そうすれば医師―患者関係をより患者中心のものにできる

② 簡単で医学的ではない言葉を使う：祖母に説明するように，患者に説明する

③ 絵を見せる，または描く：ビジュアルな画像は患者の考えを整理するのに役立つ

④ 提供する情報量を限定する，そして繰り返す：情報は目前の課題についてだけ（少し）与えられると最も記憶される．繰り返すことで記憶が定着する

⑤ "teach-back"（復唱）法をつかう：伝えたことを患者に復唱してもらい，患者の理解を確認する

⑥ 恥をかかせない環境をつくる：質問を促す．患者が質問しやすいようにする．下記の「3つの質問をしてください」を考慮．患者の家族または友人にも協力を求める

コミュニケーション改善の工夫
① "teach-back"（復唱）法
　❶患者に「わかりましたか？」とは聞かない
　❷代わりに提案する治療または介入にどれくらい取りかかるつもりか，患者に説明あるいは図示してもらう
　❸もし患者が正確に説明しなかったら，こちらの指導が不十分だったと考える．別の方法で情報を再度提供する

② "The Ask-Me-3 questions"（「3つの質問をしてください」）
　❶「私の一番の問題は何ですか？」
　❷「私は何をすればよいですか？」（自分の問題について）
　❸「なぜ，これをすることが自分にとって重要なのですか？」

文献5, 6より引用

- た感じ取ることで信頼関係を構築できる．
- ユーモアも有用である．医療者とのコミュニケーションの時間や言葉は多いほど，患者満足度も高まる．
- コミュニケーションに重要な心理面に配慮した基本的姿勢として重要な受容，共感的理解，自己一致および傾聴を表1に示す．コミュニケーションの例については「第Ⅱ部-第3章-③心理的支援」を参照いただき，ここでは医療者が知識や情報を上手く患者に伝えヘルスリテラシーの向上に役立つポイントを表2に引用した[5, 6]．
- 理解度や表現能力は患者ごとに異なるため医療者はその状況を見極める必要があり，家族や介護者などと情報共有を行いながら多職種連携チームでの支援が必要である．

文献

1) Spatz ES, et al：JAMA, 315：2063-2064, 2016
2) Smolen JS, et al：Ann Rheum Dis, 69：631, 2010
3) Hoffmann TC, et al：JAMA, 312：1295-1296, 2014
4) Haynes RB, et al：BMJ, 324：1350, 2002
5) 中山健夫：日内会誌, 101：3600-3606, 2012
6) Weiss BD：Health literacy and patient safety：Help patients understand.「Manual for clinicians. Second edition」(American Medical Association Foundation and American Medical Association), 2007

(房間美恵，中原英子)

①関節リウマチ診断時から治療開始時の看護

66歳,主婦,夫と2人で年金暮らし.趣味は手芸とガーデニング.20XX年8月に扁桃炎になり高熱が出て,翌9月から朝の手のこわばりとともに両肘,両手関節,両足関節,左肩,左手指に痛みが出現,ボタンかけや洗濯などの家事,階段の昇降など日常生活動作に不便さを感じるようになった.同年11月に整形外科を受診し左変形性膝関節症(OA)との診断にて関節注射を5回施行,その後鎮痛薬のみで対応していたが改善なく,翌年の1月に当院受診.

◆初診時
症状:朝のこわばり(2時間),関節所見:TJC:4, SJC:8
血液検査:抗CCP抗体 1,515 U/mL, RF 49 IU/mL, CRP 5.52 mg/dL, MMP-3 431.2 ng/mL, ANA 80倍
画像検査:手足関節X線:異常なし
関節超音波:滑膜肥厚(+),滑液貯留(+), PD(+)
ACR/EULAR分類基準8点,関節超音波で滑膜炎があること,その他の疾患を除外できることより関節リウマチ(RA)と診断.

◆初診時の評価
Steinblocker Stage Ⅰ, Class 2, 中疾患活動性(DAS28-CRP:4.88, SDAI:24.52, CDAI:19), HAQ:2.125

◆診断時の様子
2回目の受診時にRAと診断し,今後の治療について主治医から説明.患者は不安と困惑が入り混じったような,複雑な表情.
夫にも同席してもらい,2人から現在の不安や心配,困っていることについて聞き取りを実施.
「症状が余り強くないのにRAと診断され,まさか自分が,間違いではないかとも思います.でもこれからどうなるのか不安です.先生は,治療を受けないと関節が壊れてしまうと言われていました.家事や趣味の手芸なども十分できなくなるのではないかと不安ですが,お薬の話を聞くと,肺炎など怖い副作用が起こる可能性もあるとのことでした.瓶やペットボトルの蓋は開けにくいですが何とか日常生活も送れており,痛み止めだけで様子をみてもいいのではと考えています.また,検査をたくさん行って,会計が驚くほど高くてびっくりしました.先生にはなかなかお金のことは聞けないです.お薬も高額と聞いており,お金が払えるかも心配です.将来的にお薬はやめられるのでしょうか?」

本ケースの問題点

- RAと診断されたが病気を受け入れられない
- 日常生活や趣味の継続について不安が強い
- RAの病気や治療,検査の必要性についての知識不足
- 経済的な負担
- 副作用に対する不安が強く,治療開始に消極的
- 医師に対して意思表示ができない

1 問題解決に向けた実践例

1) RAと診断されたが病気を受け入れられない

- 診断時,自分がRAとはなかなか受け入れられない場合がある.しかし,疾患の受容は,その後の闘病意欲や自己管理行動に影響を及ぼすといわれているため[1],医療従事者は疾患概念とその診断にいたった根拠を提示し,患者が納得するまで説明し続ける必要がある.
- そして患者の表情を確認しつつ「今あなたが一番不安に思っていることは○○○ですね」など,共感的理解を示しながらその言葉を傾聴し,病気を受け入れていく過程に寄り添うことが求められる.

2) 日常生活や趣味の継続について不安が強い

- 診断時は動揺しているため,具体的に何が不安であるかを聴き取り,治療を適切に行うことで症状の改善や関節破壊の抑制ができて,たいていは今まで通りの生活の継続が可能であることを説明する.

3) RAの病気や治療,検査の必要性についての知識不足

- Treat to Target (T2T) 戦略を進めるうえで医師と患者の共同意思決定が必要とされている.そのためには疾患理解や治療についての知識の習得は必須である.
- RAという病気がどのような病気で,どのような治療がなされるか,どのような経過をたどり,注意すべき合併症は何か,使用する薬の作用と起こりうる副作用,治療継続していくうえで必要な検査,生活面での注意点やセルフマネジメントの必要性

- などを伝える．難しい話をしてもわからないだろうと考えず，患者は常に正しい情報提供を望んでいるということを念頭に置き，理解度を確認しながら繰り返し説明し援助するべきである．
- 一方的な押し付けではなく，患者と双方向でやり取りを行うことが重要である[2]．
- 副作用への不安は，慢性疾患患者のアドヒアランス低下の一因となる．不安が解消できないままでは，治療を開始できても自己中断する場合があり，RA患者でのMTX服薬についても同様の報告がある[3]．
- 患者の理解・納得を得られない状態で治療を進めると，治療や通院の中断を招き，早期診断，早期治療介入の利益を受けられないという結果を招きかねない．

4) 経済的な負担

- 会計の際に「こんなにかかると思わなかった」と言う方も多い．検査や薬剤の費用については，特に高額になる場合は事前に説明することで，会計時のトラブルを防ぐことができる．
- 「この治療は一生続くのですか？」という質問に対しては，将来的な約束はできないまでも，薬の減量や休薬の可能性，医師の意見や経済状況を考慮したうえで，最適な選択を相談していけることを伝える．
- 利用できる制度や保険の区分[4]，限度額認定証などの提示により窓口での自己負担が変わることを医療者自身が理解し，説明できることも重要である．

5) 治療開始に消極的，副作用が強い

- 腫れているという状態を放置することにより関節破壊が早期に進行する可能性について伝え，痛みの自覚症状が乏しくても，可及的に早期に治療介入が必要であることを説明すべきである[5,6]．
- 実際に変形，脱臼，腱断裂などが起こってしまってから後悔しても遅い．
- これは決して脅しや誇張ではなく起こりうる可能性として伝え，選択するのは患者本人であることを理解してもらえるように，コミュニケーションをはかることが必要である．

6）医師に対して意思表示ができない

- 医師にはなかなか話せず，自身の気持ちを看護師やその他の医療者に話すことは臨床の現場でよくみられる．もちろん患者の性格や，疾患理解度によっても変わってくるが，診察室での限られた時間内に医師と建設的な話をするためには，事前に問診や聞き取りを通して患者の意見をまとめておき，医師に要点を伝えることができるような工夫が求められる．
- 患者が直接言えないことについては，ノートの活用や医療スタッフからの代弁，カルテ内の情報記録などさまざまな方法で医師に情報提供することができる．そして，いつも同じスタッフが対応するとは限らないので，相談を受けたスタッフは収集した情報を医療スタッフ間で共有できるようにすることも大切である．

2 内服中の指導例

- 「感染症に注意する」といった漠然とした言い方ではなく，具体的な提案をする．例えば，インフルエンザや肺炎球菌ワクチン（プレベナー13®，ニューモバックス®NP）などの予防注射（事前に予防できることは予防する指導）の推奨，免疫抑制薬を使用しながらの生ワクチンの接種禁忌について指導する．
- 含嗽や手洗い，衛生面での注意（食中毒やウイルス感染時の排泄物への配慮），膀胱炎や性感染症の回避，ヘルペスや帯状疱疹，眼科・歯科・耳鼻科的な感染症，感冒への対応を提示する．
- 怪我や熱傷，靴擦れや深爪，白癬や胼胝などによる創の対応を提示する．
- 薬の服薬管理に問題がありそうな場合は早期に対応を検討し薬局との連携を図る．一包化の提案と実施，お薬カレンダーの利用，訪問看護・介護など在宅サービスの利用によるお薬の管理，家族の協力の依頼などでトラブル回避に努める．

3 免疫抑制薬休薬の誤解例

- 風邪で咳と痰がかなり出たが，熱がなかったので休薬せずに内服を継続した → 休薬して主治医や医療機関に相談．
- 怪我をして創が深く化膿していたが，風邪ではないので休薬は

- 必要ないと判断した → 感染症の可能性を含め，いつもと異なる症状があれば主治医や医療機関に相談．
- 夕食後，グレープフルーツを食べてからプログラフ®を服用した → グレープフルーツはプログラフ®の血中濃度を上げるので併用は注意する．

Advanced Lecture

- RA診断時の綿密なかかわりと心のケア，1つひとつの医療行為の根拠説明，患者の理解・納得への援助は，その後の日常生活動作（ADL）や疾患コントロール，変形の進行にまで影響を与える[7]．さらにその後の人間関係や信頼関係を築くうえでも重要である．
- 患者の疾患理解度が生活の質（QOL）にも影響するというデータもある[8]．
- 本項で述べてきた看護の取り組みにより，リウマチ治療が開始時から継続して患者の生活のなかに定着していくと考えている．

文献
1) 矢倉紀子, 他：日難病看会誌, 7：172-179, 2003
2) Zangi HA, et al：Ann Rheum Dis, 74：954-962, 2015
3) Arshad N, et al：Pak J Med Sci, 32：413-417, 2016
4) 全国健康保険協会：高額な医療費を支払ったとき（平成30年6月8日）．https://www.kyoukaikenpo.or.jp/g3/cat310/sb3030/r150
5) Lindqvist E, et al：Ann Rheum Dis, 62：611-616, 2003
6) Fuchs HA, et al：J Rheumatol, 16：585-591, 1989
7) 伊藤智永子, 他：日RAリハ研会誌, 17：71-73, 2003
8) 松崎光司, 他：岐阜県理学療法士会学会誌, 13：30-32, 2009

〈新井由美子，東　孝典〉

第Ⅱ部 第4章 日常臨床での関節リウマチ看護の実践例

②生物学的製剤導入時の看護

49歳，女性，関節リウマチ（RA），罹病期間6カ月，Steinblocker stage Ⅰ，class 3．既往歴，合併症なし．事務系パート職，夫・高校3年生の息子・夫の母（要介護2）と同居．
症状：RAと診断され，MTX 6 mg/週を内服していたが，両肩挙上困難，両手指，右手関節，両膝に痛みが出現．
疾患活動性：DAS28-ESR 6.49，J-HAQ 0.875
血液検査：抗CCP抗体 14.5 U/mL，RF 340.5 IU/mL
関節超音波：PD法グレード2～3を多関節で認めた．
仕事，家事，介護ができなくなり，MTX 12 mg/週に増量，PSL 5 mg/日を追加するが，DAS28-ESR 4.88と治療目標を達成できず，主治医に勧められ，生物学的製剤導入予定となった．通院までの距離が長いことや時間的制約があることより自己注射製剤を希望した．生物学的製剤導入に対し，「これまでのように仕事，介護，家事ができるのか？」「自己注射できるのか？」「副作用はないのか？」「いつまで続けるのか？」「経済的に続けられるか？」などの不安を訴えている．

- 治療選択における意思決定
- 生物学的製剤導入時スクリーニング検査，問診でリスク評価
- 自己注射の見極めの必要性
- 副作用出現時の対応
- 経済的不安

1 問題解決に向けた実践例

1）治療選択における意思決定

- 医療者だけではなく，患者自身が疾患や病状，治療薬や副作用について正しく理解し，積極的に治療選択できる〔共同意思決定（shared decision making）[1]〕ように支援すること．また，看護師が支援を継続することにより，患者の葛藤や不安の軽減につながる[2]と考えられている．
- このケースは発症早期で，X線上骨びらんがなく，生物学的製

237

剤を導入することで寛解も十分目指せることなどを説明し，患者自身も積極的に治療を受ける意思を示した．
- 生物学的製剤選択には，作用機序，治療効果や効果発現時期，投与方法（点滴または皮下注射），投与頻度，通院頻度，医療費，患者背景やライフスタイルなども考慮する必要がある．
- 疾患活動性が高く，日常生活にも支障をきたしている状態であるが，十分量のMTXを内服しているため，効果発現の早い生物学的製剤を選択した．患者が適格にデバイスを使用できるか確かめたうえで，自己注射指導を行った．また，患者自身の不安内容を明確にしながら，家族（夫）へも指導を行った．

2) 生物学的製剤導入時スクリーニング検査，問診でリスク評価

- 導入前に必要なスクリーニング検査，問診を主治医とダブルチェックし，行う検査目的の説明や日程調整などを行った．
- 歯周病・喫煙・副鼻腔炎・痔ろう・足病変などの問診を行い，治療や指導を要する場合は生物学的製剤導入前に対応した．
- 「今まで風邪をひいたことがない！」と言う患者もいる．インフルエンザワクチンは可能な限り接種すべきであり，肺炎球菌ワクチンも考慮すべきである[3]．接種の必要性について指導した．

3) 自己注射の見極めの必要性

- 初回投与は院内で看護師が見守って自己注射を行った．自分で注射できるという自信をもってもらえる自己効力感を高める関わり[4]を心がけた．
- 両手指，右手関節の疼痛のため注入時にボタンや内筒が押しにくい場合に両手で注入する方法や，注射時の痛みの軽減方法について指導した．

4) 副作用出現時の対応

- 生物学的製剤投与開始からの6カ月間のRA患者を対象とした全例製造販売後調査（PMS）結果によると，最も頻度が高い重篤な副作用が感染症である．初期症状が軽微あるいは非特異的でも，常に感染症の併発とその急激な増悪の可能性があることを念頭に置いて患者指導や観察が必要である[5]．
- 具体的な感染症とそれに伴う症状をわかりやすく示し，体調不

良時やいつもと違う症状が出現したとき，MTX・自己注射の休薬・延期に迷ったら自己判断せず医療機関へ受診や相談をすることを指導した．

5）経済的不安

- 生物学的製剤の医療費は高額であり，患者の不安も大きい．寛解導入できれば家事，介護が負担なく行え，仕事復帰も可能となり労働生産性の改善[6]につながっていくことを説明した．
- 治療目標達成で，寛解維持ができれば，減量，休薬，期間延長なども可能であることを伝え，患者自身がどのような人生設計や目標をもっているかなどを確認しながら関わった．
- 費用面で自己中断や投与を延期する患者もいるため，看護師，薬剤師，医療ソーシャルワーカーが連携し，導入時のみでなく，いつでも経済的不安に対し相談できる体制をとる必要がある．

Advanced Lecture

- 患者自身で治療の意思決定ができるように，正しい知識の提供と不安の軽減に努め，ライフスタイルに合わせた生物学的製剤の選択ができるよう関わる必要がある．
- 患者自身が感染症や副作用を理解し，対処や予防行動がとれる自己管理能力を高める指導をすることが重要．
- 治療目標達成（寛解維持等）できれば，休薬・減量・投与間隔延長も可能になる場合もあるため，患者自身の目標を明確にし，経済的不安については継続して確認していく必要がある．

文献

1) 「関節リウマチ診療ガイドライン2014」（日本リウマチ学会/編），pp44-45，メディカルレビュー社，2014
2) 北村治子，他：京都府医大看紀，23：41-46，2013
3) 日本リウマチ学会：関節リウマチ（RA）に対するTNF阻害薬使用ガイドライン（2019年6月29日改訂版）．
4) 堀之内若名，他：千葉看会誌，21：55-62，2016
5) 針谷正祥：日本内科学会雑誌，102：2404-2412，2013
6) Tanaka Y, et al：Mod Rheumatol, 28：39-47, 2018

〈松村陽美，樋上聡美〉

③感染症併発時の看護

80歳，男性，関節リウマチ（RA），罹病期間20年，Steinblocker Stage Ⅲ，Class 3

◆ 背景

既往歴：肺炎，気管支喘息，慢性閉塞性肺疾患，慢性腎不全，高血圧，腰椎圧迫骨折，右人工膝関節置換術，うっ血性心不全

RA治療歴：11年前までMTX，プレドニン®（PSL），以降エタネルセプト（ETN）50 mg/週が追加された．その後，腎機能障害が進行しMTXが中止された．1年前にうっ血性心不全にてETNが中止され，アバタセプト（ABT）125 mg/週に変更されていた．PSL 7.5 mg/日が継続されていた．患者と妻には感染予防の指導とともに，体調の変化のあるときは電話連絡または医療機関への受診を指導していた．

現病歴：ABT自己注射3日後，朝から熱っぽさがあり，発熱，喘鳴と膿性痰を認め，肺炎が心配で当院を受診した．受診時体温37.7℃，脈拍70回/分，呼吸数20回/分，酸素飽和度91％（室内気），血圧134/94 mmHg，喘鳴が聴取された．鼻カヌラで1 L/分の酸素投与が開始された．

血液検査：WBC 17,500/μL，CRP 7.0 mg/dLと上昇

胸部X線検査で両側区域性の肺炎像を認めた．尿・喀痰培養用検体を採取後，緊急入院となった．

入院後，タゾピペ配合静注（ゾシン®）2.25 g，6時間ごとの点滴が開始され，副腎不全予防にPSL 20 mg/日の点滴静注が3日間投与された．ABTの投与は中断し，関節痛に対しては非ステロイド性抗炎症薬（NSAIDs）（夕食後にロキソニン®1錠）が投与された．抗菌薬終了3日後に肺炎は治癒と判断し，ABT 125 mg皮下注射が再開され，第22日病日に退院となった．

- 急性肺障害
- 活動性の高いRA
- 多彩な感染リスク因子〔高齢，PSL内服，既存の肺病変，心疾患，慢性腎臓病（CKD；本例のeGFR 30mL/分/1.73m²）〕

1 問題解決に向けた実践例

1) 急性肺障害

- ステロイドや生物学的製剤などの免疫抑制薬投与中に発症した急性肺障害は，その原因によっては，待合室で待っている間に呼吸不全が進行することがある．早期診断と迅速な治療介入が予後を改善するため，図のフローチャートに沿った迅速な対応が必要である．
- 予約外の受診のため，来院後，すみやかに対応し受診理由を聴取しながらバイタルサインや全身状態を観察し，呼吸障害の重症度を評価する．頻呼吸や酸素飽和度の低下時には，医師の指示のもと酸素投与も開始する．
- 受診の順番の調整を行い，医師の診察，病因診断のため喀痰・尿・血液などの検体採取を行う．MTXや生物学的製剤の最終投与日も併せて確認する．
- 検査室や病室への移動中も，患者の呼吸状態の変化の有無を注意深く観察する．
- 呼吸困難，喀痰喀出困難などに対する看護を行う．
  - セミファーラー位など安楽な体位をとる．頻呼吸や酸素吸入は気道乾燥をきたし，喀痰喀出を困難にする．適宜ネブライ

	発熱，咳嗽，呼吸困難	
初期対応： 全身状態， 呼吸障害の 重症度評価	バイタルサイン，呼吸数，酸素飽和度，発汗状態，脱水，チアノーゼなど 呼吸状態の観察：肩呼吸などの努力性呼吸，口すぼめ呼吸，呼気の延長，喘鳴，動脈血ガス分析，胸部単純X線	必要時，酸素投与 1L/分から 免疫抑制薬の中断 （ステロイドは増量）
病因診断の ための検査 まず感染症 の鑑別	胸部高分解能CT（陰影から病因を推定可も，確定は困難） 鼻腔粘液：インフルエンザ抗原 誘発喀痰：染色・培養（一般細菌，抗酸菌，真菌） 採尿：レジオネラ抗原，肺炎球菌莢膜抗原 採血：プロカルシトニン，血液培養，βdグルカン，PJ-PCR 　　　マイコプラズマ，クラミジア	

図 横浜総合病院における免疫抑制薬投与中の急性肺障害に対するフローチャート

ザーを使用し,室内の保湿など環境を整える.
- 適度な水分摂取,必要時喀痰吸引,身体の保清や口腔ケアに努める.呼吸困難に対する不安な訴えに傾聴し,落ち着いて療養できるように環境を整えるなどの援助を行う[1].

2) 活動性の高いRA

- ABT休薬により関節痛が増強したためステロイドの一時的増量で対応した.心不全の既往やCKDが合併するため,NSAIDsは回避し,保温や安楽な体位の工夫で疼痛に対応した.
- 痛みに対する苦痛や治療に対する不安があるため,訴えを傾聴し,励まし,不安の軽減に努めた.
- 肺炎の治癒を確認後,すみやかにABTを再開し,関節症状は軽減した.

3) 多彩な感染リスク因子(高齢,PSL内服,既存の肺病変,心疾患,CKD)と感染予防

- 感染症状がみられたときに早期受診や相談する体制を築いておくことが重要である.患者は発熱時にすぐに受診することができた.きちんと対応できたことを認めることが大切である.退院時には本人と妻に,感染予防と注意すべき症状,体調の変化がみられたときの対応,生物学的製剤休薬について再度指導を行った.本人や家族などキーパーソンに繰り返し指導することが必要である.
- 除去可能なリスク因子については可能な限り除外していくことも必要である.早期のPSLの減量・中止を目指すことが大切である.外来通院時には合併症や副作用のモニタリングも重要である.呼吸器感染予防対策としてインフルエンザワクチンや肺炎球菌ワクチン接種は,特に高齢者では必須である.

Advanced Lecture

- ステロイドや生物学的製剤などの免疫抑制薬投与中に発症した急性肺障害の原因は3つ考えられ,まず第1に感染症(日和見感染症を含む)の鑑別が重要である.第2に薬剤性肺障害を考慮する.被疑薬としてNSAIDs,生物学的製剤を含むすべての抗リウマチ薬で可能性があるが,なかでもMTXとレフルノミ

ドが注意を要する[2]．第3に既存の肺病変，特に間質性肺炎の増悪があり，これらを念頭に被疑薬剤の中断と病態評価・原因診断を進める必要がある．しかし，その鑑別は困難な場合があり，呼吸器内科医や放射線専門医との連携が重要となる．

- 感染症では，細菌性肺炎が最も多いが，わが国ではニューモシスチス肺炎が多くみられる[3]．特に65歳以上に多く合併し，急速に呼吸不全が進行する．治療介入が遅れると死亡率も高くなる．早期診断と迅速な治療介入がきわめて重要である．
- RA患者では，呼吸器感染症以外にも，皮膚や尿路感染症なども多く，その症状を把握しアセスメントすることが大切である．
- インターロイキン(IL)-6阻害薬の使用患者では，発熱や倦怠感などの症状やCRP，赤沈などの炎症マーカーがマスクされることを伝え，少しでも普段と異なる症状がある場合は医療機関を受診のうえ，積極的に検査を受ける必要があることを指導しなければならない．

文献

1) 粥川由佳：呼吸器感染症をくり返す患者さん．「リウマチ看護パーフェクトマニュアル」(村澤 章，他/編)，pp246-250，羊土社，2013
2) Tokuda H, et al：Intern Med, 47：915-923, 2008
3) Kameda H, et al：Intern Med, 50：305-313, 2011

〈小林　恵，山田秀裕〉

④関節手術時の看護

75歳,女性,関節リウマチ(RA),罹病期間は40年,Steinblocker Stage Ⅲ,Class 3.
薬物療法はエタネルセプト(ETN;エンブレル®)25 mg/週とMTX 8 mg/週で治療中.DAS28-CRPは2.43.腎機能障害(eGFR 45 mL/分/1.73m²)とリウマチ肺,開口障害(2横指)を合併している.利き手は右で,今回右手の変形に伴い日常生活動作(ADL)障害をきたし,手術目的にて入院.性格はまじめで手指の変形はみられるが,ETNの注射は自立しており,内服薬の自己管理もできている.外来主治医の指示でETNも術前10日前に中止できている.腕神経叢ブロックにて右第2〜5指MCP人工指関節置換術・母指IP関節固定術を施行した.
術後の経過は良好であったが,術後10日を過ぎたころから,関節痛と倦怠感の訴え,CRP 3.0 mg/dLと上昇を認めた.

- 合併症による術前評価の必要性
- 腎機能障害
- 周術期生物学的製剤休薬によるフレアアップ(急性増悪)
- 手術に伴うセルフケア不足
- 感染リスク状態

1 問題解決に向けた実践例

1)合併症による術前評価の必要性

- RAでは関節症状以外に関節外症状を伴うことも多い.
- 呼吸器合併症・開口障害があるため,気道の確保・抜管が困難になる可能性があった.あらかじめファイバースコープガイド下挿管などについて麻酔科医と検討を行い[1],腕神経叢ブロックを選択した.

2)腎機能障害

- 腎血流量の低下を考慮し,術後の急性疼痛時の非ステロイド性抗炎症薬(NSAIDs)使用は極力控えるべき[2]であり,アセト

アミノフェンの点滴や内服でコントロールを行った.
- 抗菌薬の投与も3回/日から2回/日に減量した.
- MTXは,周術期に中止する必要はないが,eGFR＜30 mL/分/1.73m^{2}は禁忌となっている.近年高齢RA患者が増えており,腎機能の評価とフォローは重要である.

3) 周術期生物学的製剤休薬によるフレアアップ
- 周術期の生物学的製剤の使用は感染症のリスクを高める[3].
- 生物学的製剤はそれぞれの半減期をもとに術前から創治癒が認められるまで,休薬することが推奨されている.特に,半減期が短いETNは中止後3週間で血中から消失する[4]ため,フレアアップが課題となっている.
- 抜糸までの期間に少量のステロイドの内服や注射を行うことがある.本症例では,抜糸後すみやかにETNを再開し,症状は消失した.WBCやCRPなどの検査値の確認とともに,関節痛や全身倦怠感などの症状を見逃さないよう観察する必要がある.

4) 手術に伴うセルフケア不足
- 利き手の手術のため,術前から作業療法士の介入にて利き手交換を行い,術後はおにぎり食への変更,食事のセッティング,トイレットペーパー切りの介助,薬のヒート開け,洗髪や洗体・更衣の介助,トイレ時のパンツの上げ降ろしなどを行った.
- 何かにつけ人手を頼むとき患者は辛いと考える[5]ため,時間を見計らって声かけを行った.
- 術後経過とともに可能となるADLもあり,その都度アセスメントしていく必要がある.特に手指の手術では,術後自己注射が可能かのアセスメントも必要である.

5) 感染リスク状態
- MTX 8 mg/週内服中,人工指関節は表皮に近いため傷をつくらないように指導を行った.RAにより皮膚が脆弱であるため,創部のテープ除去時は愛護的に行った.また,インターロイキン(IL)-6阻害薬では,炎症があってもCRPが上昇しにくいため,創部の感染徴候や創周囲に水疱形成がないかなどの十分な観察と問診が必要である.

表　岡山大学病院整形外科における生物学的製剤の休薬方針

生物学的製剤　一般名	商品名	投与間隔	術前休薬期間
インフリキシマブ	レミケード®	4〜8週	6〜8週の場合 4週
エタネルセプト	エンブレル®	1/週または2/週	7〜10日
アダリムマブ	ヒュミラ®	2週	2週
トシリズマブ（点滴）	アクテムラ®	4週	2週
（皮下）		2週または1週	2週
アバタセプト（点滴）	オレンシア®	4週	2週
（皮下）		1週	2週
ゴリムマブ	シンポニー®	4週	2週
セルトリズマブ ペゴル	シムジア®	2週または4週	2週

＊休薬不要薬剤：MTX, プレドニゾロン（プレドニゾロン換算で5 mg以上は手術侵襲に応じてステロイドカバー）.
＊サリルマブ, バリシチニブは当科で使用中手術の経験がない.
＊トファシチニブは血中半減期が3〜4時間と短く, 術前休薬についてはエビデンスがない. 当科では現在のところ休薬なしで手術を行っているが[6], 手術の内容, 患者の状態によって休薬期間を調整する必要があることは間違いないと思われる. 米国リウマチ学会では, 人工膝関節置換術（TKA）, 人工股関節置換術（THA）に際しては術前7日間の休薬を推奨している[7].
＊p.109の米国リウマチ学会における休薬方針も参照のこと.

Advanced Lecture

- 高齢RA患者は合併症も多く, 周術期の管理は重要である.
- 術前の服薬状況, アレルギー, 合併症の確認, 術後の感染症や肺塞栓, 血栓症などの徴候も見逃さないことが重要となる.
- 患者は手術に痛みやADL・美容的外観の改善を期待して入院してくる. 患者が手術に何を期待しているかを見極め, 手術によって獲得されるものは何か, それにより生活の質（QOL）はどのように向上するのかを追求していく必要がある.
- 当科における生物学的製剤の休薬方針を表に示す（注：おのおのの医療機関の休薬期間を医師に確認すること）.

文献

1) 田窪伸夫, 他：Lisa, 3：258-263, 1996
2) 橋詰謙三, 他：基礎疾患がある患者の周術期の薬剤利用.「整形外科医のための薬物療法ABC」（宗圓 聡/編）, pp169-175, メジカルビュー社, 2010

3) 橋詰謙三, 他：生物学的製剤使用時における整形外科手術の周術期合併症. 「関節リウマチにおける生物学的製剤の実際」(神戸克明／編著), pp222-235, ベクトル・コア, 2011
4) Nishida K, et al：Mod Rheumatol, 20：637-639, 2010
5) 「2015年リウマチ白書」(日本リウマチ友の会／編), 障害者団体定期刊行物協会, 2015
6) Nishida K, et al：Modern Rheumatol, 30：1-3, 2018
7) Goodman SM, et al：Arthritis Rheumatol, 69：1538-1551, 2017

〈小橋靖子, 西田圭一郎〉

⑤社会的支援が必要な患者に対する看護

肺炎の治療後に退院する78歳女性．退院後からMTX 8 mg/週を再開予定．

既往としては，20歳代より関節リウマチを発症し，手指，足趾の変形，膝関節，股関節，肩関節の拘縮がみられる．特に足趾の関節の変形が高度なため体重の重心移動が難しく，立位をとるときに不安定になる．このため，入院前はトイレへ自立して移動できていたが，それに不安を伴うようになった．住居内のサポート環境としては，手すりの取り付けがされているが，寝室からトイレまでの間には一部手すりがない．また，これまで買い物にはシルバーカーを活用していた．本人は，今までどおりの自立した生活を強く望んでいるが，入院中の安静により筋力が低下しており，歩行も不安定であるため転倒のリスクも伴う．また，関節の変形や拘縮もみられ，日常生活動作（ADL）への不安も高まっている．また，女性は自宅で79歳の夫と2人暮らしで，今まで介助が必要なときには夫に頼って生活してきた．他の人の手を借りることに抵抗もあり，社会資源の利用にも消極的であった．

しかし最近，夫は高血圧による内服が開始され，時々強いめまいを感じることもあるため，これからの生活に不安を感じている．

- 足趾の関節の変形が高度で筋力低下もあり，転倒のリスクがある
- 関節拘縮による日常生活の困難さが増している
- 住環境において移動時に危険を伴う場所がある
- 夫婦ともに70歳代後半であるが，社会資源を活用していない
- MTX再開により感染症のリスクがある

1 問題解決に向けた実践例

1）足趾の関節の変形が高度で筋力低下もあり，転倒のリスクがある

- 重心を前に移動することが難しいため，椅子からの立ち上がりが不安定となる．安定した肘掛けのある椅子を用いて，立ち上

- がり時には肘掛けを押して立ち上がる方法などを指導する.
- トイレでは,座面を高くすることで立ち上がりやすくし,可能であれば自宅の改修や補高便座といった補助用具を活用する.
- シルバーカーを押す際には前方への体重移動が必要であり,広めの肘置きのあるタイプのシルバーカーを提案するなど,自立が可能になる支援を工夫する.

2) 関節拘縮による日常生活の困難さが増している

- 作業療法士と連携して自助具の活用を提案する.柄の太いスプーンや,ばね付きのはし,ペットボトルオープナーなどを提案し,適したものを使ってもらうことで,食事に関する自立を促す.また,肩に変形があるため長い柄のヘアブラシを提案する,衣服着脱には,ボタンエイドなども活用する.
- 薬剤の取り出しも困難になってきているため,弱い力でも容易に取り出すことができる錠剤取り出し補助具などの自助具を提案する(p.191参照).
- できる限り退院直後より自立した生活を開始してもらうため,退院前に自宅訪問し,医療ソーシャルワーカーやケアマネジャーも協働して退院後の生活環境を整える相談を進める.

3) 住環境において移動時に危険を伴う場所がある

- ケアマネジャーおよび福祉用具業者と連携し,退院後に必要となる自宅の改修や道具について提案する.移動時には手すりを用いることが望ましく,必要な箇所には設置することが勧められるが,ベッドの近くにも手すりを設置したいという要望があれば,ベッド柵を延長してその柵を用いて移動するといった工夫の仕方なども提案する.
- 足趾の変形に伴うリスクとしては,小さな段差や薄いカーペットなども転倒リスクになりうるため,住環境の細部にわたってリスクを伴う箇所を確認し,適した対応を提案する.

4) 夫婦ともに70歳代後半であるが,社会資源を活用していない

- 高齢世帯であることに加え,夫の健康不安などからも,社会資源の活用を提案する.
- 退院1週間ほど前には,ケアマネジャー,看護師,医療ソーシャ

ルワーカー，患者とで話し合いの場をもち，事前準備について相談することが望ましい．例えば介護用ベッドが必要な場合は，購入以外にもレンタルも可能といった，具体的な利用方法についても紹介する．
- 入院早期より介護度の確認，必要な際は介護認定の申請をし，配食サービスやヘルパーの利用についても検討する．
- 看護師は，患者の入院中に，退院後の生活のためにどのような情報収集が必要かを把握し，住環境をはじめとした情報収集をすることでスムーズな退院後の支援につながるよう手配する．

5) MTX再開により感染症のリスクがある

- 退院後，MTX再開予定であるため，患者自身の感染予防対策についての理解と実施状況について確認し，不十分な場合は説明の機会を設ける．
- 感染徴候が出現したときには，MTXの服用を一時休薬することを把握できているかをよく確認する．

Advanced Lecture

- 医師，看護師，作業療法士，理学療法士，医療ソーシャルワーカー，ケアマネジャーなど多職種で連携し，退院を見据えて患者の情報共有をしながら，退院前に必要な準備を行うことが大切である．それぞれの専門性の強みを生かした助言や支援を行っていく．
- 患者の認知機能など状況に応じて，薬剤の一包化や服薬カレンダーの活用，訪問薬剤師，訪問看護師の利用なども考慮が必要である．

文献

1) 中村洋：骨・関節疾患．「全部見える 整形外科疾患」（高井信朗/監），pp86-91，成美堂出版，2015
2) 厚生労働省：第60回社会保障審議会介護保険部会資料 参考資料2 福祉用具・住宅改修．https://www.mhlw.go.jp/stf/shingi2/0000130774.html

〈上杉裕子，房間美恵〉

災害対策ネットワーク・災害への備え

1 はじめに

- 日本は海に囲まれ,緑で覆われた山々も多く,豊かな自然に恵まれた国である.しかし,豊かな自然はわれわれに癒しやエネルギーを与える一方で,時に自然の猛威を振るってわれわれを絶望に陥れることがある.近年でも2011年の東日本大震災,2016年の熊本地震,2018年の西日本豪雨(平成30年7月豪雨)災害,北海道胆振東部地震など多くの自然災害が発生し,多くの命が奪われた.われわれは,その自然の脅威を完全に制御することはできないが,その被害をできるだけ少なくするように減災計画を立てるなどの努力を続けている.
- わが国では,これまでの大規模な災害の経験を契機に,災害対策に関するいくつかの法律が整備されてきた.災害救助法[*1]や災害対策基本法[*2],被災者生活再建支援法[*3],各自治体で編纂される地域防災計画などがそれにあたる.
- 本項では,災害時の支援として,災害対策ネットワークや災害への備えについて紹介し,皆さん自身の災害への備えや関節リウマチ(RA)患者に対する災害支援に役立ててもらえたらと思う.

[*1] **災害救助法**:災害に際して,国が地方公共団体,日本赤十字社その他の団体および国民の協力のもとに,応急的に,必要な救助を行い,災害にかかった者の保護と社会の秩序の保全をはかることを目的として1947(昭和22)年に制定された.

[*2] **災害対策基本法**:災害対策全体を体系化し,総合的かつ計画的な防災行政の整備および推進をはかることを目的として1961(昭和36)年に制定された.

[*3] **被災者生活再建支援法**:自然災害によりその生活基盤に著しい被害を受けた者に対し,被災者生活再建支援金を支給することにより,その生活の再建を支援することを目的として1998(平成10)年に制定された.

2 災害対策ネットワークについて

- これまでの大規模災害では,甚大な被害に加え,ライフラインが寸断されることにより国や被災地域に混乱が生じ,被災地域の情報が他の地域へ伝わらないことを経験してきた.ライフラインの復旧を急ぐ一方で,さまざまな組織の独自の情報ネットワークでの多方面からの支援連携が実施されている.災害時のRA患者支援に関しても,日本リウマチ学会や日本リウマチ財団により被災地域の医療機関の可動状況やその他情報提供が実施されている.今後もより実効性の高い支援(情報提供や医薬品の供給など)についての協議がなされるだろう.
- ここでは,いくつかの組織での災害時ネットワーク(他機関連携)について紹介する.

1) 日本看護協会

- 大規模災害発生時,災害看護支援体制を整え,効果的な支援活動を行うために,被災県看護協会を含む都道府県看護協会は支援を行うための協定を結んでいる.この協定にもとづき,大規模災害が発生した場合には,被災県看護協会の要請により,都道府県看護協会に災害支援ナース[*4]として登録した看護師を,被災地に派遣することが可能となっている.

> [*4] **災害支援ナース**:看護職能団体の一員として,被災した看護職の心身の負担を軽減し支えるよう努めるとともに,被災者が健康レベルを維持できるように,被災地で適切な医療・看護を提供する役割を担う看護職[1].

2) 日本DMAT[2]

- 1995年阪神・淡路大震災を契機に,避けられた死(preventable death)を回避するための災害派遣医療チームとして2005(平成17)年に発足された.日本各地の医療機関に急性期の48時間以内に活動できる訓練を受けたDMAT(Disaster Medical Assistance Team)があり,どの地域の災害に対しても迅速に支援に向かうことが可能となっている.

3) 日本透析医会

- 震度6弱以上の地震と,国または地方公共団体により災害救助

法が適用されるような，広範囲にわたる構造物の損壊・焼失・浸水・流失，交通網の遮断などの被害が発生した場合に災害時情報ネットワーク[3]が立ち上がり，支援物資の供給や，ボランティアの派遣，透析可能な施設の情報提供などの活動が開始される．

3 災害時への備え

- 皆さんが普段看護を提供しているRA患者は災害弱者なのだろうか？RA患者が，災害時にどんな支障をきたすのか考えたことはあるだろうか？
- 災害弱者とは，正確には災害時要援護者と表され，必要な情報を迅速かつ的確に把握し，災害から自らを守るために安全な場所に避難するなどの災害時の一連の行動をとるのに支援を要する人々をさし，一般的に高齢者，障害者，外国人，乳幼児，妊婦などがあげられている[4]．
- 災害時におけるRA患者への看護は，発災直後から避難所生活まで多岐にわたり介入が必要である．ここでは，自宅療養しながら地域で暮らすRA患者が災害時に遭遇する可能性がある問題に対する看護のポイントについて，①平時の準備，②発災時および避難所生活での注意点，の場合に分けて紹介する．

4 患者が知っておくべきこと（看護師の指導のポイント）

1) 平時の準備

薬や病気の情報は自分で知ること，持ち歩くこと

- 今まで服用してきた薬剤や病歴について患者自身が説明できるよう努める必要がある．治療をすべて病院や医療者任せにしていると，災害時には困ることになる．そのためにはお薬手帳や自身の病歴をまとめたものを持ち歩く必要がある．

避難に備えた非常用持ち出し袋の準備（衣食住の観点から）

- **衣**：関節の拘縮やこわばりがあることから，着替えやすくゆったりしたものが勧められる．靴も同様に足の変形に合い，瓦礫の上や長時間歩くことも想定したものを準備しておく必要がある．

- **食**：特に食事制限はないが，何でも気軽には手に入らず栄養の偏りが懸念されることから，摂取したい食品や飲料があれば，準備しておく必要がある．
- **住**：布団の配布や仮設トイレの設置は急がれるが，地域によっては時間を要することが考えられる．防寒対策や非常用のトイレ，懐中電灯などの照明器具などを準備しておく必要がある．
- **その他**：情報を得るための携帯電話や，携帯ラジオなども準備しておくとよい．
- **注意点**：物を増やしすぎると持ち出すのに苦労するため，個人で持ち出すことができる大きさや量であることを念頭に，実用性を考えた準備が必要である．

2) 発災時および避難所生活での注意点（表）

薬剤（生物学的製剤）の管理

- 注射薬で冷蔵保存が必要な場合は，避難所での管理は難しいことが考えられるため各自での管理や代替策が必要となる．また内服薬についても発災直後は避難所での管理は難しいため，自己管理が求められる．大規模災害では，製薬工場の損害や道路の寸断などで薬品が供給できない可能性も考えられるため，特に重要な薬は持ち歩く必要がある．なお，災害時の医療機関などへの医薬品供給に関しては，緊急時体制としての物流が整備されている[*5]．

> [*5] **災害時の医薬品の物流**：災害直後には各医療機関が通常取り引きしている卸売業者とのルートが基本となるが，必要な医薬品が確保できない場合は緊急時対応となる．緊急時対応とは，必要に応じて都道府県から厚生労働省へ要請され，その後緊急医薬品の要請に対して，日本製薬団体連合会が窓口となって取りまとめを行い，各製造業者および医薬品卸業者が自主的に手配を進め，病院に届くこととなる[5]．

表　避難所支援でのチェックリスト

□ 自身のお薬や病状の認識
□ 薬剤の内容・管理方法
□ 感染徴候の有無
□ RA症状の有無
□ ストレスチェック
□ 生活状況および介護状況の把握

健康面の管理（感染症やRA症状の悪化）

- **感染症**：ステロイド，免疫抑制薬，生物学的製剤などを服用している患者においては，易感染状態であるため特に感染症に注意が必要となる．避難所での手洗いやうがいによる感染予防や，事前のマスク，消毒用アルコールなどの感染対策も必要となる．
- **RA症状の悪化**：避難中は外出が少なくなり，意識して運動したとしても，災害発生前と比べて生活範囲に制限がかかるため活動が不足しがちとなる．避難所などではリウマチ体操などを実施し，関節のこわばりの悪化や拘縮予防に努める必要がある．

精神面の管理

- 発災時の大きな衝撃やその後の心的外傷後ストレス，抑うつ反応などにより不眠や不安，イライラや集中力・意欲の低下などが考えられる．ストレスはRAの病状を悪化させるため，まずは安全で安心できる生活環境の整備が重要となる．また避難などに伴うストレスや心配事は1人で悩まずに，家族や友人，避難所のスタッフに相談することが勧められる．さらには，日本リウマチ友の会などのネットワークを通じた，同じ境遇の仲間との交流が，不安を軽減させ，心の安定をはかることとなる．

介護者の不足

- 今までかかわりのある介護者も被災者となり，自分の身を守るため避難を行う．そのため介護者が不足し，避難の遅れや避難所での生活に支障が出てくることになる．居住地の自治体がまとめている防災マップや避難所，特に福祉避難所などの事前の確認が必要である．

5 おわりに

- これまで，RA患者への指導の視点から，災害への備えや避難所生活での注意点を述べてきたが，重要なのは普段から，患者自らがRAの症状と上手くつき合っていくことである．病気や薬の影響から，ちょっとしたことが体への負担につながるため，日ごろから自身の症状緩和に努めることが災害を乗り切るのに重要である．熊本地震の際には，緊急時に備えて常に薬剤の多めの処方や，かかりつけ医をもつことの指導，お薬手帳提示の指導などによりアドヒアランスを保てたことで，疾患活動性の

悪化を防げたとの報告もある[6]．このように，普段から，災害時についてリウマチ専門医やリハビリテーションスタッフ，看護師などと一緒に考える機会を設けることが，災害時の対応や患者の安心につながることとなるかもしれない．平時からのかかわりが，最大限の備えとなることを理解して指導に当たってほしい．また日本リウマチ財団が監修した患者および家族向けの災害対策に関するパンフレット[7]も示すので，患者指導時には参考にしてほしい．

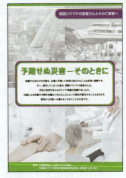

文献7より転載

文献

1) 日本看護協会：災害看護. https://www.nurse.or.jp/nursing/practice/saigai/index.html
2) DMAT事務局：DMATとは？ http://www.dmat.jp/DMAT.html
3) 日本透析医会：災害時情報ネットワーク. https://www.saigai-touseki.net/
4) 災害時要援護者の避難対策に関する検討会：災害時要援護者の避難支援ガイドライン. http://www.bousai.go.jp/taisaku/youengo/060328/pdf/hinan-guide.pdf
5) 高野淳一：臨床透析, 22：1545-1550, 2006
6) 清家一郎, 他：九州リウマチ, 38：35-39, 2018
7) 「関節リウマチの患者さんとそのご家族へ　予期せぬ災害—そのときに」（日本リウマチ財団/監）. http://www.rheuma-net.or.jp/rheuma/rm400/saigai/saigaipamphlet.pdf

〈吉田浩二，折口智樹，川上　純〉

第Ⅱ部 第6章 医療と社会保障の制度

社会資源，医療福祉制度の活用
（MSWによる支援の実際）

- 関節リウマチ（RA）患者が活用できる社会資源には，公的支援と，非公的支援があり，患者，家族，職場，学校なども社会資源である．
- 地域包括ケアシステムを，RA患者の療養生活にあてはめて考える．
- 患者の主体性を促す，支援者とともにつくるアセスメントツールを医療・福祉・介護連携に活かす．
- 経済的課題の支援を考える際は，①収入を増やす手立て，②支出を減らす手立て，③住民基本台帳上，医療保険上，税法上の「世帯状況」の3点を捉えて，総合的に支援する．

1 はじめに

- RA患者に経済的な課題が生じうる場面としては，RAと診断されたとき，生物学的製剤などの高額な治療が必要なとき，入退院のとき，患者の人生のライフステージの転換期（例えば進学・退職・出産・離婚・家族の死など）などがあげられる．
- 経済的課題は，医療ソーシャルワーカー（MSW）の介入により解決できることも多い．
- 「患者に一番身近な存在」である看護師が患者のニーズを把握し，必要な支援につなげることが長期的QOL改善に重要である．

2 社会資源の活用

- 地域特性はあれども，患者自身の"居住する地域"において，"患者の療養生活を支えるケアを提供できるしくみ"（図1）をつくっていくことが，本来の地域包括ケアシステムの目指すところであり，これはRA患者においても同様である．よって，まずは"患者自身も地域の社会資源であることをアセスメントし，患者がすでにもっている社会資源（自助・互助の力）を活かす"ことが，肝心である（図2）．

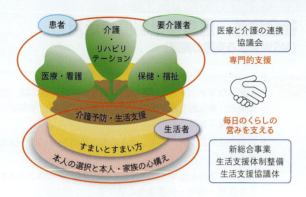

図1　患者の生活を支えるケアを提供できるしくみ
文献1より改変して転載

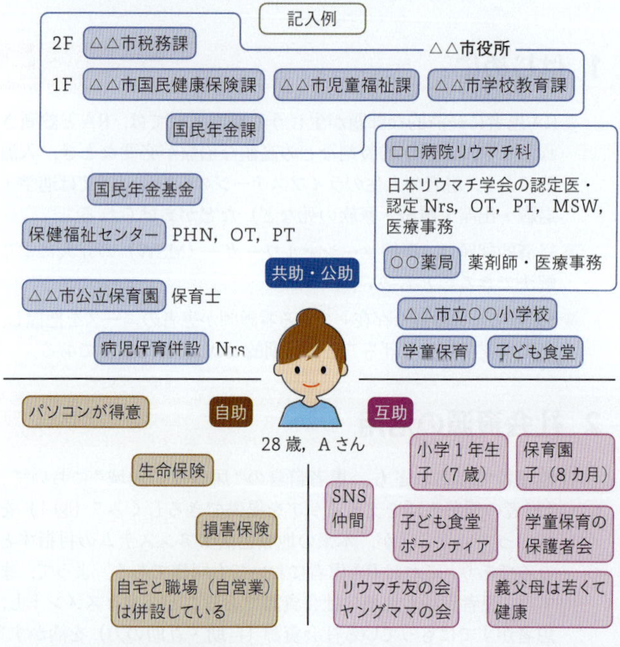

図2　患者自身の社会資源

- 各自治体ごとに多職種協働で作成している患者のセルフマネジメントを促すツール（意思決定支援・医療介護福祉連携ノートなど）も活用する.

3 社会保障制度の運用における優先順位

- 社会保障制度は**表1**のような構造をしており，運用には優先順位があることを押さえておく．
  - 例1）40歳以上の特に機能障害のないRA患者が，通勤途上に交通事故の被害者となり負傷し，機能障害が残った場合，まずは加害者から被害者への損害賠償が最優先となり，労災，そして加入する医療保険，介護保険という適応順番になる．
  - 例2）身体障害者手帳取得者で障害年金を受給しているRA患者の配偶者が，交通事故の被害者として死亡した場合，患者自身は，障害年金と遺族年金を併給できそうだが，実際には損害賠償が優先となり，最大2年間，遺族年金が支給停止処分となり，その後併給調整がなされる．
- 療養生活で各種サービスを利用する際にも，優先順位への留意が必要となる．40歳以上だから，即，介護保険サービス利用とはならないので，MSWや医療事務と相談が必要である．
- 公的扶助（生活保護）は，"その上位にあるすべての制度に非該当，もしくは活用しても，なおかつ生活困窮の状態にある方

表1 社会保障制度間の優先順位

優先順位		
高い ↑	損害賠償	加害者が直接責任を負うもの．民法上の責任に及ぶ（加害者から直接の損害賠償，自賠責保険など）．
	業務災害補償	業務に起因する傷病に対して，補償的に行われるもの（労災保険，公務員業務災害補償法など）．
	社会保険	加入者が将来の事故に備えて掛けているもの（健康保険，国民健康保険，介護保険，船員保険，各種共済組合，厚生年金，国民年金など）．
	社会福祉	国民が生活していくなかで，不足するものを補うもの（児童福祉法，老人福祉法，障害者総合支援法など）．
↓ 低い	公的扶助（生活保護）	最低限の健康で文化的な生活を送ることが困難な場合に，その水準に達するように底上げをするもの（生活保護法）．

文献2より引用

- が該当"ということができる．
- 各自治体の制度利用対象者について，経済面での該当・非該当の選別基準は，例えば"生活保護基準の1.2倍以下"のように，"生活保護基準が目安"となっている制度が多く，"生活保護基準が下がると，さまざまな制度の利用対象者が削減される"といえる．

4 MSWによる支援の実際

1) アセスメント

- アセスメントにあたり，患者の①これまでの暮らしぶり，②今の暮らしぶり，③これからの暮らしのイメージ〔○年後（カ月後）あなたはどのようにありたいか？〕の3つの視点をもつことが大切である．
- 得られた情報をもとに，患者とともに行動計画シート（図3）を作成し，課題解決に向けての連携につなげる．

2) 経済的支援の検討

- 経済的な支援を考えるとき，MSWは患者個人の状況だけでなく，家族の状況もアセスメントして総合的に，その対応策を患者とともに考えている．以下の3つのポイントを同時に整理していき，現時点での家族の構造の特徴を可視化し，共通認識とする（図4）．
    ①収入を増やす手立て．
    ②支出を減らす手立て．
    ③家族全体の住民基本台帳上，医療保険上，税法上の「世帯状況」を捉える．
- 社会保障・社会福祉制度は，その運用にあたり，住民基本台帳上か，税法上か，同一医療保険上かいずれかの世帯状況をみて，"誰と誰が生計同一であるか"で，判断している．また，申請時には，民法上の扶養義務関係のどこまでの範囲の家族を申請時に記入させ審査範囲とするかも制度によって異なっている．例えば，指定難病や障害者総合支援法，自立支援医療は医療保険上の世帯をみている．国民健康保険や後期高齢者医療制度，介護保険は，住民基本台帳上の世帯をみている．
- これは，二次的賃金といわれる雇用先より支払われる「扶養家

	収入	支出	課題	対応策	担当者	期限
本人						
家族						
職域・地域						
制度						

figure 3 アセスメント・行動計画整理シート

族手当」にも，同じことがいえる．雇用先により，労働者への支払い基準を，3つのうちいずれかに決めているので，ここも収入を増やすポイントの手だての1つの要素となる．

● 実際のMSWによる面接場面では，ともに行動計画シートを作成しながら，患者・家族のこれまでの暮らしや現在の状況を可視化している．そのうえで，考えられる手だてと窓口を赤ペンで提案し，患者・家族の合議による決定・行動につなげている．行政などの窓口相談に行くときにも，このシートをコピーして持参してもらうので，次の機関でも効果を発揮する．

5 各種の社会保障関連制度活用のポイント

「わがこととしても，考えてみよう！」

①患者の加入する**医療保険の特徴**を活かす（表2）．
- 取り分け，組合健保，公務員，学校共済，職域国保では，"**高額療養費**"などの療養の給付が充実している．通常の"**限度額認定証**"の区分枠を超えて，自己負担が減額されるなどの制度をもっているので"共済のしおり"を熟読する．病気休暇などの休職期間も充実している．**高額療養費の多数該当は，加入する医療保険が変更となるとリセットされる**．ただし，「例外もある」ので要注意．転機の際には，保険者に確認すること．

②国の定める公費負担医療や各自治体ごとの福祉医療制度対象か否かを，医師・MSWと検討する．
- 指定難病の他にも，公害病や原爆被災者などの公費負担医療

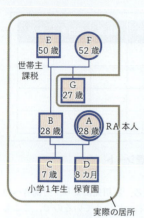

1. 実際の居所
   Ⓐ Ⓑ Ⓒ Ⓓ Ⓔ Ⓕ   Ⓖ*
   ＊職員寮（2，3年ごとに全国転勤あり）
2. 住民票の世帯
   Ⓐ Ⓑ Ⓒ Ⓓ Ⓔ Ⓕ Ⓖ
   Gは住民票異動なし
3. 医療保険上の世帯
   Ⓐ Ⓑ Ⓒ Ⓓ Ⓔ Ⓕ* Ⓖ†
   ＊国保　†国家公務員共済組合
4. 税法上の世帯
   Ⓐ Ⓑ Ⓒ Ⓓ Ⓔ Ⓕ   Ⓖ
   A，B，E，Fで自営業（居酒屋）
   Eは不動産所得あり

↓

MSWとしての提案

❶ 高額療養費の多数該当（4月目）の起点要素の発見！
   →8カ月の第2子は帝王切開でこのカウントができた

❷ 住民票の世帯を三分割
   → Ⓐ Ⓑ Ⓒ Ⓓ　Ⓔ Ⓕ　Ⓖ　EとGが所得が高い．ここは
   切り離す．BとGも世帯主になる

❸ 医療保険上の世帯も再区分（国保料算定方式の特徴をつかむ）
   → Ⓐ Ⓑ Ⓒ Ⓓ　Ⓔ Ⓕ　Ⓖ　B世帯の国保保険料が下がる
   可能性あり

❹ 税法上の世帯も再区分
   → Ⓐ Ⓑ Ⓒ Ⓓ　Ⓔ Ⓕ　Ⓖ
   B世帯の保育料が下がる可能性あり．「就学援助制度利用」の
   可能性あり

❺ 税金の過年度修正申告
   →過去の医療費控除，生命保険，地震保険など

❻ 国民年金に朗報
   →2019年4月より，産前産後期間中の国民年金保険料が約6万円分
   免除に．Aの第3子出産時に活かせる

図4　家族の構造の特徴

表2 保険の区分表—自己負担限度額（文献3より引用）

◆70歳未満の方の区分【平成27年1月診療分から】

所得区分	自己負担限度額	多数該当[※2]
①区分ア （標準報酬月額83万円以上の方）	252,600円+（総医療費[※1]−842,000円）×1%	140,100円
②区分イ （標準報酬月額53万〜79万円の方）	167,400円+（総医療費[※1]−558,000円）×1%	93,000円
③区分ウ （標準報酬月額28万〜50万円の方）	80,100円+（総医療費[※1]−267,000円）×1%	44,400円
④区分エ （標準報酬月額26万円以下の方）	57,600円	44,400円
⑤区分オ（低所得者） （被保険者が市区町村民税の非課税者等）	35,400円	24,600円

※1 総医療費とは保険適用される診察費用の総額（10割）です．
※2 療養を受けた月以前の1年間に，3カ月以上の高額療養費の支給を受けた（限度額適用認定証を使用し，自己負担限度額を負担した場合も含む）場合には，4カ月目から「多数該当」となり，自己負担限度額がさらに軽減されます．
注）「区分ア」または「区分イ」に該当する場合，市区町村民税が非課税であっても，標準報酬月額での「区分ア」または「区分イ」の該当となります．

◆70歳以上75歳未満の方【平成30年8月診療分から】

被保険者の所得区分		自己負担限度額	
		外来（個人ごと）	外来・入院（世帯）
①現役並み所得者	現役並みⅢ （標準報酬月額83万円以上で高齢受給者証の負担割合が3割の方）	252,600円+（総医療費−842,000円）×1% ［多数該当：140,100円］	
	現役並みⅡ （標準報酬月額53万〜79万円で高齢受給者証の負担割合が3割の方）	167,400円+（総医療費−558,000円）×1% ［多数該当：93,000円］	
	現役並みⅠ （標準報酬月額28万〜50万円で高齢受給者証の負担割合が3割の方）	80,100円+（総医療費−267,000円）×1% ［多数該当：44,400円］	
②一般所得者 （①および③以外の方）		18,000円 （年間上限14.4万円）	57,600円 ［多数該当：44,400円］
③低所得者	Ⅱ（※3）	8,000円	24,600円
	Ⅰ（※4）		15,000円

※3 被保険者が市区町村民税の非課税者等である場合です．
※4 被保険者とその扶養家族全ての方の収入から必要経費・控除額を除いた後の所得がない場合です．
注）現役並み所得者に該当する場合は，市区町村民税が非課税等であっても現役並み所得者となります．

の対象がある．指定医の診断が必要なものの他に，例えば大規模災害の指定を受けて時限的に適応されるものもある．医療費だけでなく，介護保険サービスの自己負担が減免・減額されるものもあるので，注意が必要である．

③**身体障害者手帳・精神保健福祉手帳・療育手帳取得の可能性**について，医師・MSWと検討する．

- 一番のメリットは，**医療費助成制度**である．各自治体により対象枠は異なり，所得制限のある自治体もある．しかしながら，**軽度でもメリット**はある．例えば，自立支援医療，税法上の障害者控除，自動車税の減免，生活保護受給時の障害加算，公営住宅への入居優先配慮，社会福祉協議会や公的な各種貸付制度の利用配慮，就労支援策など．各自治体発行のしおりやパンフレットを熟読する．

④**年金を見直す**．

- 年金記録は，人が生きてきた「証」である．身体障害者手帳や精神保健福祉手帳の等級と必ずしも一致しないので要注意．そもそも判定基準が異なるので，**障害年金が裁定請求できる可能性がある**．2015年10月に法律改正があり，20歳以降に初診日がある障害年金の初診証明について，医師・歯科医師以外の複数の第三者による証明でも裁定請求が可能となった．かつて，カルテ保存期限などのさまざまな事情により，医師・歯科医師以外の証明をとることができず，諦めてしまっていた患者に道が開けた．

- 困難なケースは，MSWと社会保険労務士と協働で支援することをお勧めする．**各年金事務所や地域の基幹型公的病院にも，社会保険労務士会より無料相談窓口が設けられている**．支援者自身の所属する医療機関にも顧問の社会保険労務士がいて，職員のみならず患者の無料相談を受けている例もあるので，社会資源の1つとして，確かめておくことを勧める．

⑤税法上，医療保険上，住民基本台帳上の世帯を変更するときには，ライフステージごとに，メリット・デメリットを十分に検討する．

⑥**毎年，1月より12月までの医療費・介護費用に関するファイルを作成し，確定申告や県（都・府）市（町）民税の申告を行う．**各種控除を活かせる可能性がある．

⑦**低所得者支援策**の対象の有無について検討する．

- 活用できる可能性のある法律や制度としては，法外援護法，

生活困窮者自立支援法,就学援助制度,保育料減免制度,学童保育料減免制度,国民健康保険料・一部負担金減免制度,介護保険料・一部負担金減免制度,境界層措置,公営住宅家賃減免制度,社会福祉協議会生活福祉資金貸与制度,学費免除制度,**無料低額診療事業（全国福祉医療施設協議会で検索できる）**などがある.

⑧加入している**生命保険**を見直す.
- "所得補償・就業不能保険"という給付がついたもの,要介護認定を受けると給付金が出るもの,RAを女性特有疾患として対処しているもの,などもある.自営業などで,加入する医療保険に傷病手当金制度がない場合に見直しておくとよい.

⑨**患者会独自の基金や互助制度**をもっている団体もあるので,検索する.

6 おわりに

- 在宅医療・介護連携推進事業の具現化として,2018年4月の診療報酬・介護報酬改定でも,"医療・介護・福祉の連携を促進する業務"に,つなぐ側・つながれる側双方に加算がついている.また,"患者の治療と仕事の両立を支援するしくみ"も,新たにできている[4].

- 癌患者には,2018年4月診療報酬改定にて「療養・就労両立支援指導料」が新設され,看護師などの働きかけが,診療報酬としてはじめて認められた.支援実績をまとめて,RA患者を含む他の慢性疾患にも広げていくことが求められている.

文献
1) 平成27年度老人保健事業推進費等補助金 老人保健健康増進等事業「＜地域包括ケア研究会＞地域包括ケアシステムと地域マネジメント」,三菱UFJリサーチ＆コンサルティング,p.15, 2016
2) 「医療福祉総合ガイドブック＜2012年版＞」（村上須賀子,他/編）,p.7, 医学書院,2012
3) 全国健康保険協会：高額な医療費を支払ったとき（平成30年6月8日）.https://www.kyoukaikenpo.or.jp/g3/cat310/sb3030/r150
4) 「職場における治療と職業生活の両立のためのガイドライン（全体版）」,厚生労働省,2016年2月（※2018年4月24日,難病に関する留意事項,企業・医療機関連携のためのマニュアルを追加掲載）

〈馬渡徳子〉

第Ⅱ部　第7章 患者会とリウマチ看護関連の制度

①公益社団法人日本リウマチ友の会

1 組織の概要

- 日本リウマチ友の会は，1960年国立伊東温泉病院（現 伊東市立市民病院）で治療を受けた152人の患者により，親睦と正しい知識の向上などを目的に発足した．1970年に社団法人の認可を受けて社会的責任をもつ患者会となった．以来「リウマチに関する啓発・リウマチ対策の確立と推進に関する事業を行い，リウマチ性疾患を有する者の福祉の向上に寄与すること」を目的に活動を続け，2012年4月に公益社団法人と認定された．
- 現在，会員は10〜80歳代まで約13,000人．会員構成は患者・患者家族に加え，医療（医師，看護師，薬剤師，作業療法士，理学療法士など）・福祉関係者などと会の目的に賛同する賛助会員とである．

2 活動のなかから

- 当会は，発足当時より患者の実態調査を実施し，特に1985年から5年ごとの周年記念事業として「リウマチ患者の実態調査」を実施し，その結果をまとめて「リウマチ白書」を発行している．白書は，その時代のリウマチ患者をとりまく医療・福祉・社会環境が数によって裏づけられた資料として評価されている．この白書は，当会の活動の基礎資料であり，白書のなかに出てきた患者の抱えている問題を一つひとつ解決することにより，今日までリウマチ患者の療養環境を整えてきた．

3 「2015年リウマチ白書」より

- 近年，リウマチ患者の療養環境は大きく変わってきた．特に治療の進展は著しく，治療の目標が「寛解」を目指せるまでになってきた．
- 「寛解」を目指せるようになった背景の1つとして，当会の活動が役割を果たしてきた経緯がある．

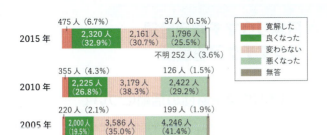

図　1年前と比較した現在の症状

「2015年リウマチ白書」（日本リウマチ友の会/編），2015より改変して転載

- 会発足当時，"リウマチは一生治らない病気・年寄りの病気" といわれており，専門医も少なく，薬もない状況のなか，病院を転々としているうちに進行・悪化の末，寝たきりになる患者が多い時代が続いた．
- 当会は，専門医による治療が受けられるよう「リウマチ科」標榜を30数年働きかけ，その結果1996年に標榜が実現した．
- 自由標榜とはいえ専門医を受診する患者が多くなり，早期診断・早期治療が定着してきている．
- 専門医の治療を受けている患者の症状は5年前より改善されていることが数で裏づけられている（図）．

4　患者が望む医療の場

- 「リウマチ白書」では，主治医に希望することとして，「内科・整形外科など医師同士が連携をとってほしい」が一番の希望となっている．しかし，新たな治療の時代のなかで患者が望むことは，チーム医療である．これは，リウマチ患者のさまざまな問題を解決するためには患者中心のトータルマネジメントが必要であり，内科・整形外科・リハビリテーション科・看護師・薬剤師・医療ソーシャルワーカーなどが一体となった医療である．
- 近年，当会の全国大会のシンポジウムのテーマは「チーム医療」と「医療連携」である．これによって医療の場での患者の安心，どこに住んでいても必要とする医療へつながっていける医療体制の確立を期待している．

〈長谷川三枝子〉

②日本リウマチ財団登録リウマチケア看護師

1 日本リウマチ財団の活動について

- 日本リウマチ財団は，リウマチ医療の確立と治療システム構築の推進を目的に1987年11月1日に厚生省（現：厚生労働省）より認可された．その後2011年4月1日には公益制度法人改革に対応し内閣府の認可を得て公益財団法人に移行し，2017年には創立30周年を迎えている．当財団は，①リウマチ性疾患予防と治療に関する調査研究およびその助成，②知識の普及・啓発，③教育研修，④関連団体への支援・協力，⑤諸外国との交流，⑥その他目的を達成するために必要な事業などを行っている．なかでも，リウマチ性疾患における専門職の育成ならびに医療の地域格差の是正のため，1986年にリウマチ財団登録医，2010年にリウマチケア看護師，2014年にリウマチ財団登録薬剤師の専門職制度を発足し，2019年5月にはリウマチ財団登録理学療法士・作業療法士制度が発足した．

2 リウマチケア看護師制度について

- リウマチケア看護師（欧文標記：The Certified Nurse by Japan Rheumatism Foundation）制度の目的は，リウマチ性疾患のケアに関する優れた看護師を育成し，リウマチ財団登録医およびリウマチ財団登録薬剤師などと連携・協働して医療技術の進歩と医療水準の向上をはかり，系統的治療により国民の健康と福祉に貢献することである．2018年10月時点，全国で1,573人が登録されている．
- リウマチケア看護師の資格審査は毎年1回行われており，主要要件を下記に述べる．教育目標（カリキュラム）については，表を参照のこと．
  ①関節リウマチ（RA）および類似疾患ならびに膠原病についてカリキュラム相当のケアの知識および経験を有すること．
  ②直近の5年間において通算1年以上リウマチケアに従事している看護師であること．

表 リウマチケア看護師の研修目標（カリキュラム）

大項目	中項目	単位数*	小項目
専門職業人としての倫理観・責任感	医療倫理	1	人権と倫理
			倫理問題への対処
	コミュニケーション	1	
リウマチケア実践に必要な知識・技術	疾患と治療の理解	4	診断
			治療
	ケアの対象となる人の理解	1	患者・家族の情動理解
			フィジカルアセスメント
			看護ヘルスアセスメント
	看護実践	1	状況別看護
			看護アプローチ法
	公的社会保障制度・社会福祉	1	
	文献検索・学習/看護研究	1	
他の医療職との連携や協働を促進してリウマチケアチームの力を高める能力．看護職のロールモデルとしてリウマチケアに関する指導・相談に応じることができる能力	チームアプローチ，IPW：Interprofessional Work（専門職連携）	1	チーム連携における看護の役割（調整）
			チーム力の効果的な活用方法
			院内における継続看護
			地域保健，地域連携のあり方
	医療安全		
	リーダーシップ	1	
	コンサルテーション	1	

*単位数は，新規申請時に取得目標とする最低単位数である．

③リウマチ性疾患ケア指導患者名簿10例（RA 3例以上を含む）を有すること．名簿中の5例については，リウマチ性疾患ケア指導記録の記載を有すること．

④財団が主催しまたは認定する教育研修会などに出席し，20単位以上を取得すること．

- なお，看護師の資格をもつ看護系教育機関の教員および保健所・市町村保健センターなどに勤務する看護師の申請については，別途要件が定められている．

- 登録の有効期間は5年と定められており，更新のためには再審査が必要となる．再審査時は，
  ① 直近の5年間にリウマチケアの従事歴があり，リウマチ性疾患ケア指導患者名簿10例を有する場合は，教育研修会などにおいて12単位以上あるいは6単位以上を取得すること（リウマチ性疾患ケア指導記録の症例数により異なる）．
  ② 直近の5年間にリウマチケア従事歴はないが，将来リウマチケアに従事する意思のある者については，教育研修会などにおいて20単位以上を取得すること．
- **注意**：リウマチケア看護師の申請要件などについては改定の可能性があるため，最新の規則は日本リウマチ財団で確認が必要である．

> **公益財団法人 日本リウマチ財団**
> 〒105-0004　東京都港区新橋5丁目8番11号
> 　　　　　　新橋エンタービル11階
> TEL：03-6452-9030
> 財団ホームページ：
> 　http://www.rheuma-net.or.jp/index.html

3 リウマチケア看護師に期待される役割

- リウマチ診療の基本であるTreat to Target（T2T）の実践においては，医師と看護師をはじめとした専門職が，同じ視点かつ目標を共有して個々の患者の治療に向き合うことが肝要である．チーム医療の重要性は常々唱えられているが，そのなかでもリウマチケア看護師には専門職間のコーディネーター，調整役を期待したい．また，患者の高齢化に対する対応も必要になるなかで，患者の生活支持を目的とした医療，介護連携においても大いなる活躍を期待するところである．

〈松原　司〉

付録

関節リウマチ看護に関連するリコメンデーション

表1 関節リウマチ（RA）治療におけるT2Tリコメンデーション

	Overarching principle（基本的な考え方）
A	RAの治療は，患者とリウマチ医の合意に基づいて行われるべきである
B	RAの主要な治療ゴールは，症状のコントロール，関節破壊などの構造的変化の抑制，身体機能の正常化，社会活動への参加を通じて，患者の長期的QOLを最大限まで改善することである
C	炎症を取り除くことが，治療ゴールを達成するために最も重要である
D	疾患活動性の評価とそれに基づく治療の適正化による「目標達成に向けた治療（T2T）」は，RAのアウトカム改善に最も効果的である

	Recommendations（推奨）
1	RA治療の目標は，まず臨床的寛解を達成することである
2	臨床的寛解とは，疾患活動性による臨床症状・徴候が消失した状態と定義する
3	寛解を明確な治療目標とすべきであるが，現時点では，進行した患者や長期罹患患者は，低疾患活動性が当面の目標となりうる
4	治療目標が達成されるまで，薬物治療は少なくとも3カ月ごとに見直すべきである
5	疾患活動性の評価は，中～高疾患活動性の患者では毎月，低疾患活動性または寛解が維持されている患者では3～6カ月ごとに，定期的に実施し記録しなければならない
6	日常診療における治療方針の決定には，関節所見を含む総合的疾患活動性指標を用いて評価する必要がある
7	治療方針の決定には，総合的疾患活動性の評価に加えて関節破壊などの構造的変化および身体機能障害も併せて考慮すべきである
8	設定した治療目標は，疾病の全経過を通じて維持すべきである
9	疾患活動性指標の選択や治療目標値の設定には，合併症，患者要因，薬剤関連リスクなどを考慮する
10	患者は，リウマチ医の指導のもとに，「目標達成に向けた治療（T2T）」について適切に説明を受けるべきである

Smolen JS, et al：Ann Rheum Dis, 69：631-637, 2010 より引用
日本語訳／竹内　勤，金子祐子：日内会誌，103：2321-2327, 2014 より引用

表2 合成抗リウマチ薬および生物学的製剤によるRA管理のための EULARリコメンデーション（2016年改訂版）

Overarching principle（基本的な考え方）

A	RA患者の治療は最善のケアを目標とすべきであり，患者とリウマチ専門医のShared Decision Makingにもとづいていなければならない
B	治療の決定は疾患活動性と，構造的損傷の進行・合併症・安全性などの患者因子にもとづいて決定すべきである
C	リウマチ専門医は主にRA患者を診療する専門家である
D	RAは個人的，医療的，社会的な費用負担が大きいため，治療にあたるリウマチ専門医はこれらすべてを考慮すべきである

Recommendations（推奨）

1	RAの診断後可及的すみやかに，DMARDs治療が開始されるべきである
2	すべての患者の治療目標は寛解または低疾患活動性の達成と維持とすべきである
3	活動性がある場合には，頻繁にモニタリングを実施すべきである（1〜3カ月ごと）．治療開始後3カ月以内に改善がみられない，もしくは6カ月以内に治療目標が達成されない場合は，治療を調整すべきである
4	MTXが初期治療戦略に含まれるべきである
5	MTXが禁忌（または早期不耐性）の患者には，レフルノミドかスルファサラジンを（初期）治療戦略として考慮すべきである
6	csDMARDsの新規投与や変更時，用量や投与経路の変更時は，短期間のグルココルチコイド併用を考慮すべきであるが，臨床上可能な範囲ですみやかに投与量を漸減すべきである
7	最初のcsDMARD治療で治療目標に達しない場合，予後不良因子がなければ他のcsDMARDsを考慮すべきである
8	最初のcsDMARD治療で治療目標に達しない場合，予後不良因子があれば生物学的製剤[1,2]またはtsDMARD[3]の追加を考慮すべきである
9	生物学的製剤[1,2]またはtsDMARDs[3]は，csDMARDと併用すべきである；csDMARDsが使用できない患者では，IL-6阻害薬またはtsDMARDsが，他の生物学的製剤に比べていくつかの優位性があると考えられる
10	生物学的製剤またはtsDMARDで治療目標が達成できない場合は，他の生物学的製剤またはtsDMARDへ変更すべきである．TNF阻害薬で治療効果が得られなかった場合は，他のTNF阻害薬もしくは異なる作用機序を有する薬剤に変更する
11	グルココルチコイドを減量したうえで寛解が長期間維持されている場合，特にcsDMARDを併用している患者では生物学的製剤の減量が考慮できる
12	長期間寛解が維持している場合，csDMARDの慎重な減量が考慮できるかもしれない

1. TNF阻害薬：アダリムマブ，セルトリズマブ，エタネルセプト，ゴリムマブ，インフリキシマブ（boDMARDs）またはEMA/FDAが認可したバイオシミラー
2. アバタセプト，リツキシマブ（特定の状況下において最初の生物学的製剤として使用される），またはトシリズマブ，またはEMA/FDAが認可したバイオシミラー，ならびに他のIL-6経路阻害薬であるサリルマブand/or シルクマブ
3. （認可された）Jak阻害薬

Smolen JS, et al : Ann Rheum Dis, 76 : 960-977, 2017より引用

日本語訳／金子祐子

表3 慢性炎症性関節炎の管理における看護師の役割についての EULAR リコメンデーション：2018年改訂版

Overarching principle（基本的な考え方）
リウマチ看護師はヘルスケアチームの一員である
リウマチ看護師はエビデンスに基づくケアを行う
リウマチ看護は患者との共同意思決定に基づく

Recommendations（推奨）	
1	患者は，病気の全経過を通して，慢性炎症性関節炎の知識を習得し，より良い管理を行えるように，ニーズに応じた教育を看護師から受けるべきである
2	患者は，ケアの満足度を高めるために，看護師に相談すべきである
3	患者は，ニーズに基づく支援を受けることができるよう適切な時期に看護師に相談すべきである．これには遠隔医療も含まれる
4	看護師は，疾患活動性が改善し症状が軽減され，患者の望むより良い結果となるように，総合的な疾病管理に参画すべきである．これは費用対効果の高いケアにつながる
5	看護師は，患者の不安や抑うつ症状を軽減するために心理社会的問題に取り組むべきである
6	看護師は，患者の自己効力感を高めるために自己管理技術の支援を行うべきである
7	看護師は，知識や技能を向上させ維持するために，リウマチ学の専門分野についての継続的な教育を受けるべきである
8	看護師は，専門的な訓練を受けた後，国内の規制に従って，より広い役割を果たすよう奨励されるべきである

Bech B, et al : Ann Rheum Dis, 2019 Jul 12. pii: annrheumdis-2019-215458. doi: 10.1136/annrheumdis-2019-215458. [Epub ahead of print] より引用
日本語訳／房間美恵，中原英子，金子祐子，竹内 勤

表4 日本リウマチ学会によるRAの治療原則と推奨

治療原則

RA診療は最善のケアを目指すものであり，患者とリウマチ専門医の協働的意思決定に基づく
リウマチ専門医はRA患者のケアを行うスペシャリストである
RA治療は個人的，社会的，医療費的に大きな負担を生ずるものであり，リウマチ専門医はこれらすべてを勘案して治療に当たらねばならない

推奨

csDMARD（従来型抗リウマチ薬）の治療は，診断が下ればできるだけ早く始めるべきである
すべての患者において，寛解あるいは低疾患活動性を目指して治療すべきである
高疾患活動性の患者では，患者評価を頻回（1～3カ月ごと）に行うべきである．もし治療開始後3カ月以内に改善がみられない場合，または6カ月以内に治療目標が達成できない場合は，治療を再考すべきである
MTXは，活動性RA患者に対する最初の治療手段の1つに含めるべきである
MTXが禁忌であるか，早期に使えなくなった場合は，サラゾスルファピリジンなど他のcsDMARD（従来型抗リウマチ薬）を最初の治療手段の1つに含めるべきである．ただし，レフルノミドは日本人における副作用発現のリスクを十分に勘案し，慎重に投与する
DMARD未使用の患者では，ステロイド使用の有無にかかわらず，csDMARD（従来型抗リウマチ薬）を単剤で開始すべきである．有効性が得られない場合は他のcsDMARD（従来型抗リウマチ薬）を追加して併用療法を考慮する
低用量ステロイドは，1つまたはそれ以上のcsDMARD（従来型抗リウマチ薬）と併用していれば，最初の治療手段の1つとして治療開始後6カ月までは考慮すべきである．ただし臨床的に可能なかぎり早期に減量すべきである
最初のcsDMARD（従来型抗リウマチ薬）治療により治療目標が達成できない場合，予後不良因子がなければ他のcsDMARD（従来型抗リウマチ薬）への変更を考慮し，予後不良因子があればbDMARD（生物学的製剤）の追加併用をすべきである
MTX単独または他のcsDMARD（従来型抗リウマチ薬）による治療戦略で十分な効果が得られない患者に対しては，ステロイド使用の有無にかかわらず，bDMARD（生物学的製剤）（TNF阻害薬，アバタセプト，トシリズマブ）をMTXとともに開始すべきである
最初のbDMARD（生物学的製剤）が奏効しない場合は，他のbDMARD（生物学的製剤）を使うべきである．最初のTNF阻害薬が奏効しない場合は，別のTNF阻害薬または作用機序の異なるbDMARD（生物学的製剤）を使ってもよい
トファシチニブはbDMARD（生物学的製剤）治療が奏効しない場合の選択肢としてもよい
bDMARD（生物学的製剤）投与中の患者でステロイドを減量後も寛解が維持できていれば，特にcsDMARD（従来型抗リウマチ薬）併用例の場合にはbDMARD（生物学的製剤）の減量を考慮できる
長期間寛解が維持できれば，患者と医師の意思共有のうえでcsDMARD（従来型抗リウマチ薬）の投与量を慎重に減量することを考慮してよい
治療を再考する場合に，疾患活動性以外の要素，構造的破壊の進行，合併症，安全性に関わる問題なども考慮すべきである

「関節リウマチ診療ガイドライン2014」（日本リウマチ学会/編），メディカルレビュー社，2014より転載

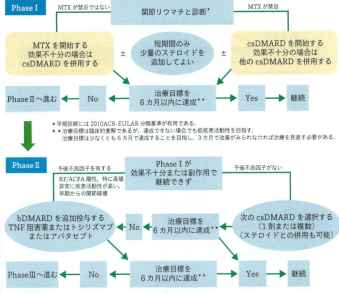
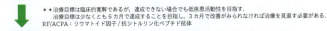
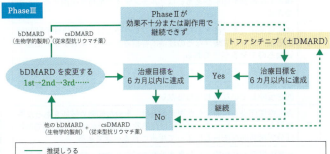

(Smolen JS, et al : Ann Rheum Dis, 73 : 492-509, 2014 を日本における診療を勘案して変更)

図　日本リウマチ学会によるRA治療アルゴリズム

「関節リウマチ診療ガイドライン2014」(日本リウマチ学会/編), メディカルレビュー社, 2014より転載

表5 炎症性関節炎患者に対する患者教育についてのEULARリコメンデーション

Overarching principle（基本的な考え方）

1	患者教育は，計画的な双方向の学習過程であり，患者が炎症性関節炎と付き合いながら自分自身の生活を管理し，健康で幸せな暮らしができるよう支援することを目的としている
2	炎症性関節炎患者と医療者とのコミュニケーションならびに共同意思決定は，効果的な患者教育に必要不可欠である

Recommendations（推奨）

1	患者教育は，炎症性関節炎患者に対する標準治療の欠かせない一部として提供されるべきである．それにより患者は疾患管理と健康増進に積極的に関わることができる
2	少なくとも，診断時や薬物治療の変更時，患者の健康状態または精神状態に応じて必要な時などを含め，炎症性関節炎患者は全て，病気の経過中いつでも患者教育を受けることができ，また，提供されるべきである
3	患者教育の内容と伝達は，炎症性関節炎患者の個々のニーズに合わせるべきである
4	炎症性関節炎を対象とした患者教育は，個人セッションもしくはグループセッション，またはその両方を含めるべきである．それらのセッションは対面式またはオンラインでのやりとりを通じて提供され，補足的に電話や印刷物あるいはマルチメディア教材を使用することができる
5	炎症性関節炎を対象とした患者教育プログラムは，自己管理や認知行動療法，ストレス管理などの理論的枠組みを有し，エビデンスに基づいたものであるべきである
6	炎症性関節炎を対象とした患者教育の有効性は評価されるべきであるが，使用されるアウトカム評価の指標は必ず患者教育プログラムの目的を反映していなければならない
7	炎症性関節炎を対象とした患者教育は，十分な知識や技能をもった医療者もしくはトレーニングを受けた患者またはその両方，必要であれば分野横断的なチームによって提供されるべきである
8	炎症性関節炎を対象とした患者教育を行うものは，知識と技能を習得し維持するために特定のトレーニングを受ける機会を持つことができ，また受けるべきである

Zangi HA, et al : Ann Rheum Dis, 74 : 954-962, 2015 より引用

日本語訳／房間美恵，他：炎症性関節炎患者に対する患者教育についてのEULARリコメンデーション，臨床リウマチ（in press）より引用

索引

数字

1987年ACR分類基準 ……… 42
2010年ACR/EULAR分類基準
　　　　　　　　　…… 40, 42
2010年ACR/EULAR分類基準スコアリング ……… 41

欧文

A～C

AAP ……… 73
ACPA ……… 20, 59
ACRガイドライン ……… 66
AS ……… 138
bamboo spine ……… 141
bare area ……… 60
Boolean型定義 ……… 45
B型肝炎再活性化 ……… 98
B細胞 ……… 147
CDAI ……… 44
CRP ……… 40, 58
csDMARDs ……… 76
csDMARDsによる治療戦略 …… 80
C反応タンパク ……… 58

D～F

DAS28 ……… 44
DM ……… 132
DMAT ……… 252
EBM ……… 228
ESR ……… 58
EULARリコメンデーション
　　　　　　　　…… 65, 272
FGR ……… 200

H～J

HAQ-DI ……… 46
HDP ……… 200
HLA-B27 ……… 138, 139
IgM-RF ……… 59
IgM型リウマトイド因子 ……… 59
IL-6 ……… 148
IL-6阻害薬 ……… 84
IP関節 ……… 41
JAK ……… 90, 159
Jak-Statシグナル伝達 …… 90, 91
JAK阻害薬 ……… 90, 93

L～N

Larsen grade ……… 31
MCP関節 ……… 41
MCTD ……… 133
MI ……… 222
MMP-3 ……… 59
modified total Sharp score ……… 31
MRI ……… 40
MSW ……… 257
MTP関節 ……… 41
MTX ……… 76, 77, 159, 204
MTX肺炎 ……… 100
NK細胞 ……… 147
NSAIDs ……… 70, 72
NTM ……… 97

O～Q

OARS ……… 223
OMERACT ……… 62
PCP ……… 98
PIP関節 ……… 41
PM ……… 132

PMR	135
PsA	138
PSL	70
PTH製剤	130
QOL	152

R〜T

RA	157
RAMRIS	62
RANKL	128
RAの経過	32
ReA	138
RF	20
ROM	54
RRR試験	88
SDAI	44
SDM	228
SF-36	46
SLE	103, 131
SpA	138
SS	131
SSc	133
T2T	33, 48, 64, 270
T2Tリコメンデーション	271
TNFα	148
TNF阻害薬	84
Treat to Target	33, 64
tsDMARDs	89
T細胞	147
T細胞阻害薬	84

W, X

window of opportunity	64
X線	40

和文

あ

悪性腫瘍	103
悪性リンパ腫	103
アクテムラ®	172, 183, 185
アザルフィジン®EN	79
アセトアミノフェン	73
アダリムマブ	83, 172, 182, 184
圧痛	54
アドヒアランス	171, 176
アナフィラキシー	178
アバタセプト	83, 172, 183, 185
アライメント	56
アラバ®	77
アレンドロネート	129

い

易感染状態	162
易感染性	144
生きられた体験	218
イグラチモド	79, 207
医原性免疫不全関連リンパ増殖性疾患	103
維持期リハビリテーション	118
遺伝子解析	21
遺伝的要因	199
遺伝要因	10
医療ソーシャルワーカー	257
医療連携	267
インフュージョンリアクション	178
インフリキシマブ	83, 172
インフリキシマブBS	172
インフルエンザ	157

う

運動療法	124

え

- 栄養 … 154
- 疫学 … 18
- 液性免疫 … 148
- エスケープ現象 … 77
- エタネルセプト … 83, 172, 182, 184
- エタネルセプトBS … 172, 184
- 炎症期のリハビリテーション … 111
- 炎症性サイトカイン … 24
- 炎症性腸疾患関連関節炎 … 138
- 炎症反応 … 40
- エンブレル® … 172, 182, 184

お

- オートインジェクター … 184
- オートクリックス … 184
- お薬取り出し器 … 190
- オピオイド … 73
- オルミエント® … 172
- オレンシア® … 172, 183, 185

か

- 改訂ニューヨーク診断基準 … 140
- 潰瘍 … 168
- 科学的根拠に基づいた医療 … 228
- 顎骨壊死 … 166
- 獲得免疫 … 147
- かぜ症候群 … 157
- 画像検査 … 40, 60
- 滑液 … 29
- 滑膜 … 28
- 滑膜炎 … 29, 40, 60, 61, 62
- 滑膜関節 … 27
- 滑膜の増殖 … 54
- 可動関節 … 27
- 寛解 … 45
- 寛解基準 … 45
- 寛解期のリハビリテーション … 112
- 環境因子 … 19
- 看護師の役割 … 14, 273
- 間質性肺炎 … 99
- 間質性肺疾患 … 38
- 患者教育 … 15, 276
- 患者中心のコミュニケーション … 228
- 患者来院時のチェックポイント … 105
- 肝障害 … 101
- 関節液 … 29, 59
- 関節炎 … 25, 36, 40, 133, 136
- 関節外症状 … 38, 39
- 関節外病変 … 121
- 関節可動域 … 54
- 関節機能 … 53
- 関節形成術 … 108
- 関節固定術 … 108
- 関節手術 … 244
- 関節腫脹 … 54
- 関節症状 … 40
- 関節症状の持続期間 … 40
- 関節所見 … 53
- 関節水腫 … 54
- 関節注射 … 125
- 関節超音波 … 40
- 関節痛の原因 … 120
- 関節痛の診断 … 122
- 関節痛の治療 … 124
- 関節内病変 … 120
- 関節軟骨 … 28
- 関節の安定性 … 55
- 関節の構造 … 28, 53
- 関節破壊 … 25, 30
- 関節変形 … 30, 37
- 関節包 … 28
- 関節保護法の原則 … 188

関節裂隙狭小化	60
感染症	95, 201, 240
感染症予防	157
感染症リスク	95
感染性胃腸炎	160
乾癬性関節炎	136, 138
鑑別	42

き

基礎療法にもとづく指導	152
喫煙	20
機能的寛解	48
機能的予後	32
球後視神経炎	102
急性気管支炎	157
急性肺障害	241
急性肺障害の原因	242
急性膀胱炎	160
共感的理解	231, 233
強直性脊椎炎	138
共同意思決定	228, 233, 237
金チオリンゴ酸ナトリウム	79, 205

く

グルココルチコイド	70
クロニシティ	212, 217

け

ケアラム®	79
経済的支援	260
傾聴	231
血液検査	40, 58
血液障害	101
結核	96
血管炎	103
血管新生	59
月経	197

ケブザラ®	172, 183, 185
検査	40

こ

抗CCP抗体	40, 59
口腔ケア	164
抗原提示	147
膠原病	131
好中球	147
口内炎	101
抗リウマチ薬	68
高齢関節リウマチ	193
高齢発症関節リウマチ	193
呼吸器感染症	157
呼吸器有害事象	87
骨格筋量の低下	117
骨吸収	127
骨吸収抑制薬関連顎骨壊死	166
骨形成	127
骨浸食	30
骨髄障害	101
骨髄浮腫	62
骨折	128
骨粗鬆症	127, 166
骨のリモデリング	128
骨びらん	40, 60, 62
コミュニケーション	229
ゴリムマブ	83, 172, 182, 184
混合性結合組織病	133, 135

さ

災害救助法	251
災害支援ナース	252
災害時情報ネットワーク	253
災害時の医薬品の物流	254
災害時への備え	253
災害時要援護者	253
災害対策基本法	251

災害対策ネットワーク	252
災害派遣医療チーム	252
催奇形性	203
細菌性肺炎	157
サイトカイン	148
サイトカイン阻害薬	82
細胞性免疫	147
サラゾスルファピリジン	79, 206
サリルマブ	83, 172, 183, 185
サルコペニア	118

し

シェーグレン症候群	131, 132
シオゾール®	79
子宮頸癌	201
自己一致	231
自己抗体	40, 59
自己抗体陽性化	102
自己注射	238
自己注射確認チェックリスト	186
自己注射指導	57, 181
自己注射製剤	181
自己免疫疾患	18, 22, 102
支持的ケア	212
歯周病	20
自助具	189, 249
視診	50
自然免疫	144
自宅の改修	249
疾患活動性	44
疾患活動性指標	46
シムジア®	172, 183, 185
社会資源	257
社会資源の活用	249
社会的支援	248
社会保障制度	259
尺側偏位	37
住環境	249

周術期生物学的製剤休薬	245
周術期の合併症	108
周術期の抗リウマチ薬の管理	108
従来型合成抗リウマチ薬	76
手術	125
樹状細胞	147
腫脹関節	40
授乳	208
受容	231
消化管障害	101
消化管穿孔	102
小関節	41
静脈注射	177
食事	154
触診	51, 53
シリンジ製剤	182
心血管疾患	102
進行型	49
人工関節全置換術	107
人工股関節・膝関節全置換術	107
診察	40
靭帯	28
身体機能障害度	25
身体所見の取り方	49
診断	40
深部静脈血栓症	103
シンポニー®	172, 182, 184
心理的支援	222

す

随伴性制御	225
ステロイド	70, 129, 205
ステロイド性骨粗鬆症	71, 129
ステロイドの副作用	72
スピリット	226
スワンネック変形	37

せ

生活指導	152
生活者	217
生活の質	152
生物学的製剤	81, 206
生物学的製剤導入	237
生物学的製剤の安全性	87
生物学的製剤の血中濃度半減期	85
生物学的製剤の有効性	86
性ホルモン	19
生命予後	33
赤沈	40
脊椎関節炎	138
赤血球沈降速度	58
セルトリズマブ ペゴル	83, 172, 183, 185
セルフモニタリング	225
ゼルヤンツ®	172
全身症状	36, 39
全身性エリテマトーデス	103, 131, 133
全身性強皮症	133

そ

早期診断	42
早期治療	42
装具療法	114
総合的疾患活動性指標	44

た

退院後の支援	250
大関節	41
体軸性脊椎関節炎分類基準	141
胎児毒性	203
胎児発育不全	200
帯状疱疹	97, 161
タクロリムス	77, 206
タコ	167
多周期寛解型	49
多周期増悪型	49
脱髄疾患	102
多発性筋炎	132, 134
多発性硬化症	102
単周期型	50

ち

地域包括ケアシステム	257
チーム医療	267, 270
遅延性過敏症	178
遅延性過敏反応	99
聴診	52
治療	40
鎮痛薬	72

つ

槌趾	37
爪切り	170

て

デノスマブ	129, 166
テリパラチド	130
点眼補助具	190
点滴静注	177

と

動機づけ面接	222
等尺性収縮	112, 114
等張性収縮	112, 114
疼痛関節	40
投与時反応	99
投与部位反応	99
トータルマネジメント	64, 152
トシリズマブ	83, 172, 183, 185
トファシチニブ	91, 172
トリプルアール試験	88
貪食細胞	147

な

ナチュラルキラー細胞 ……………147

に

二次性アミロイドーシス …… 59
日本リウマチ財団 ……………… 268
日本リウマチ友の会 …………… 266
乳癌 …………………………… 200
乳房セルフチェック …………… 201
ニューモシスチス肺炎 … 98, 160
尿検査 ………………………… 58
尿路感染症 …………………… 160
妊娠 …………………………… 198
妊娠高血圧症候群 …………… 200
妊娠中も継続可能な薬剤 …… 205
妊娠と薬の影響 ……………… 203
妊娠判明とともに中止する薬剤
　……………………………… 205
妊娠前 ………………………… 198
妊娠を計画する前に中止しておく
薬剤　………………………… 204
妊孕性 ………………………… 198

は

バイオ後続品 …………………… 85
バイオシミラー ………………… 85
肺結核 ………………………… 159
肺梗塞 ………………………… 103
白癬 ……………………………167
白鳥の首変形 ………………… 37
破骨細胞 ……………………… 24
発症年齢 ……………………… 18
パブリックポスティング …… 225
歯磨き法 ……………………… 164
バリシチニブ ………………92, 172
汎血球減少症 ………………… 101
パンヌス ……………………30, 59
反応性関節炎 ………………… 138
ハンマー趾 …………………… 37

ひ

非結核性抗酸菌症 …………… 97
被災者生活再建支援法 …… 251
非ステロイド性抗炎症薬 …… 70
ビスホスホネート製剤 … 129, 166
ビタミンD₃製剤 ……………… 129
避難所支援でのチェックリスト
　……………………………… 254
皮膚筋炎 ……………… 132, 134
皮膚の感染症 …………………161
ヒュミラ® ……………172, 182, 184
病態 …………………………… 22
病態形成 ……………………… 20
病理検査 ……………………… 59
日和見感染症 ………………… 96
ビンオープナー ……………… 189

ふ

服薬指導 ………………………171
ブシラミン ……………………79, 205
フットケア ……………………167
物理療法 ……………………… 114
不動関節 ……………………… 27
ぶどう膜炎関連関節炎 ……… 138
フレアアップ ………………… 245
フレイル ……………… 118, 193
プレコンセプションケア …… 199
ブレディニン® ………………… 78
プレドニゾロン ……………… 70
プレフィルドシリンジ ……… 182
プログラフ® …………………… 77
分子標的合成抗リウマチ薬 … 89
分類不能脊椎関節炎 ………… 138

へ

ペットボトルオープナー …… 189

変形性関節炎	137	薬剤性腎障害	59
変形性関節症	122	薬剤性肺障害	99
ペン製剤	184	薬物療法	40
胼胝	168	病みの軌跡	212

ほ

蜂窩織炎	161
保存的治療	124
ボタン穴変形	37

ゆ

有病率	18

よ

予後	40

ま

巻き爪	169
マクロファージ	147
マジックハンド	190
マスキング現象	88
慢性性	212
慢性疼痛	72
慢性特性	211
慢性の病い	211, 216

り

リーチャー	190
リウマチ足	170
リウマチ患者の実態調査	266
リウマチケア看護師	268
リウマチ性多発筋痛症	135
リウマチ白書	266
リウマトイド因子	20, 40
リウマトイド結節	38, 51
リウマトレックス®	77
罹患関節	40
リセドロネート	129
リハビリテーション	111
リマチル®	79
臨床像	22
臨床的寛解	45, 64
リンパ球	147

み

水虫	167
ミゾリビン	78

め

免疫寛容	148
免疫システム	144
免疫調整薬	77, 79
免疫抑制薬	77

れ

レフルノミド	77, 204
レミケード®	172

も

目標達成に向けた治療	48
問診	40, 49, 52

わ

ワクチン	202

や

薬剤指導箋	172

執筆者一覧

● 監修

房間美恵	行岡病院看護部/大阪行岡医療大学医療学部
竹内　勤	慶應義塾大学医学部リウマチ・膠原病内科

● 編集

中原英子	大阪行岡医療大学医療学部
金子祐子	慶應義塾大学医学部リウマチ・膠原病内科

● 執筆 (掲載順)

長谷川三枝子	公益社団法人 日本リウマチ友の会 会長
山本一彦	理化学研究所生命医科学研究センター
松下　功	富山大学医学部整形外科
田淵裕也	京都大学大学院医学研究科内科学講座臨床免疫学
三森経世	医仁会武田総合病院 院長
佐野　統	京都岡本記念病院 院長
杉本直樹	東京女子医科大学医学部膠原病リウマチ内科学講座
山中　寿	東京女子医科大学医学部膠原病リウマチ内科学講座
舟久保ゆう	埼玉医科大学リウマチ膠原病科
三村俊英	埼玉医科大学リウマチ膠原病科
藏本伸生	和歌山県立医科大学医学部リウマチ・膠原病科学講座
藤井隆夫	和歌山県立医科大学医学部リウマチ・膠原病科学講座
小嶋俊久	名古屋大学大学院医学系研究科リウマチ学（整形外科学）
住吉玲美	長崎大学大学院医歯薬学総合研究科先進予防医学共同専攻リウマチ・膠原病内科学分野
川上　純	長崎大学大学院医歯薬学総合研究科先進予防医学共同専攻リウマチ・膠原病内科学分野
川合眞一	東邦大学医学部炎症・疼痛制御学講座
川人　豊	京都府立医科大学膠原病・リウマチ・アレルギー科
亀田秀人	東邦大学医学部内科学講座膠原病学分野
田中良哉	産業医科大学医学部第1内科学講座
針谷正祥	東京女子医科大学医学部膠原病リウマチ内科学講座
浅井秀司	名古屋大学大学院医学系研究科整形外科学
石黒直樹	名古屋大学大学院医学系研究科整形外科学
藤田慎一朗	倉敷スイートホスピタルリハビリテーションセンター

西田圭一郎	岡山大学大学院医歯薬学総合研究科整形外科
伊藤　宣	京都大学大学院医学研究科整形外科
廣瀬　旬	東京大学大学院医学系研究科外科学専攻整形外科学
田中　栄	東京大学大学院医学系研究科外科学専攻整形外科学
住田孝之	筑波大学医学医療系内科（膠原病・リウマチ・アレルギー）
髙崎芳成	順天堂大学医学部附属順天堂越谷病院 院長
新居卓朗	大阪大学大学院医学系研究科呼吸器・免疫内科学
熊ノ郷　淳	大阪大学大学院医学系研究科呼吸器・免疫内科学
小柳徳子	産業医科大学病院看護部 リウマチコーディネーター
洲崎みどり	相生会 ピーエスクリニック 看護係長
都留智巳	相生会 ピーエスクリニック 院長
妹尾日登美	行岡病院歯科口腔外科 部長
行岡正雄	行岡病院 院長
矢野紘一郎	東京女子医科大学整形外科
舟橋惠子	松原メイフラワー病院薬剤科／臨床研究部
松原　司	松原メイフラワー病院 院長
平沢妙子	北海道内科リウマチ科病院 看護部長
谷村一秀	北海道内科リウマチ科病院 理事長
小池隆夫	北海道内科リウマチ科病院 理事・最高顧問
松尾絹絵	甲南加古川病院 リハビリテーションセンター
近藤正宏	島根大学医学部膠原病内科
村川洋子	島根大学医学部膠原病内科
三島就子	東京都立多摩総合医療センター救急・総合診療センター 総合内科
村島温子	国立成育医療研究センター周産期・母性医療センター 母性内科
黒江ゆり子	岐阜県立看護大学 学長・理事長
原井宏明	原井クリニック 院長
新井由美子	リウマチ謙恵会 あずまリウマチ・内科クリニック 看護師長
東　孝典	リウマチ謙恵会 あずまリウマチ・内科クリニック 院長
松村陽美	ひがみリウマチ・糖尿病内科クリニック（旧樋上病院）看護師
樋上聡美	ひがみリウマチ・糖尿病内科クリニック（旧樋上病院）副院長
小林　恵	横浜総合病院 看護師
山田秀裕	横浜総合病院リウマチ科
小橋靖子	岡山大学病院看護部
上杉裕子	神戸大学大学院保健学研究科パブリックヘルス領域
吉田浩二	長崎大学医歯薬学総合研究科保健学専攻
折口智樹	長崎大学医歯薬学総合研究科運動障害リハビリテーション学
馬渡徳子	金沢大学人間社会学域地域創造学類 非常勤講師

関節リウマチ看護ガイドブック
共同意思決定をめざしたトータルケアの実践

2019年9月15日 第1刷発行	監 修	房間美恵,竹内 勤
	編 集	中原英子,金子祐子
	発行人	一戸裕子
	発行所	株式会社 羊 土 社
		〒101-0052 東京都千代田区神田小川町2-5-1 TEL 03(5282)1211 FAX 03(5282)1212 E-mail eigyo@yodosha.co.jp URL www.yodosha.co.jp/
© YODOSHA CO., LTD. 2019 Printed in Japan	装 幀	白畠かおり
ISBN978-4-7581-0974-1	印刷所	株式会社 加藤文明社印刷所

本書に掲載する著作物の複製権,上映権,譲渡権,公衆送信権(送信可能化権を含む)は(株)羊土社が保有します.
本書を無断で複製する行為(コピー,スキャン,デジタルデータ化など)は,著作権法上での限られた例外(「私的使用のための複製」など)を除き禁じられています.研究活動,診療を含み業務上使用する目的で上記の行為を行うことは大学,病院,企業などにおける内部的な利用であっても,私的使用には該当せず,違法です.また私的使用のためであっても,代行業者等の第三者に依頼して上記の行為を行うことは違法となります.

JCOPY <(社)出版者著作権管理機構 委託出版物>
本書の無断複写は著作権法上での例外を除き禁じられています.複写される場合は,そのつど事前に,(社)出版者著作権管理機構(TEL 03-5244-5088,FAX 03-5244-5089,e-mail:info@jcopy.or.jp)の許諾を得てください.

羊土社のおすすめ書籍

取り外して使える簡易版ガイドライン付き

関節リウマチ治療における
メトトレキサート（MTX）
診療ガイドライン 2016年改訂版

日本リウマチ学会MTX診療ガイドライン策定小委員会／編
- 定価（本体 2,200円＋税）　■ B5判　■ 96頁
- ISBN 978-4-7581-1796-8

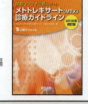

"わかりやすさ"をとことん追求．今度こそ免疫学がわかる！

実験医学別冊　もっとよくわかる！シリーズ
もっとよくわかる！免疫学

河本 宏／著
- 定価（本体 4,200円＋税）　■ B5判　■ 222頁
- ISBN 978-4-7581-2200-9

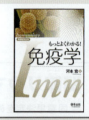

できる看護師の，急変を防ぐ思考パターンを"言語化"して解説！

看護学生・若手看護師のための
急変させない患者観察テクニック

小さな変化を見逃さない！できる看護師のみかた・考え方

池上敬一／著
- 定価（本体 2,700円＋税）　■ B5判　■ 237頁
- ISBN 978-4-7581-0971-0

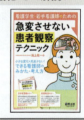

ムズカシイ数式なし！基本的な考え方が身につく，これならわかる

ていねいな保健統計学

白戸亮吉，鈴木研太／著
- 定価（本体 2,000円＋税）　■ B5判　■ 197頁
- ISBN 978-4-7581-0972-7

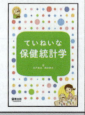

発行　**羊土社 YODOSHA**　〒101-0052 東京都千代田区神田小川町2-5-1　TEL 03(5282)1211　FAX 03(5282)1212
E-mail：eigyo@yodosha.co.jp
URL：www.yodosha.co.jp/

ご注文は最寄りの書店，または小社営業部まで